Schmidt & Gaußmann

Michael D. F. Schmidt

Auf sich hören

Übungen zur Selbstheilung für Tinnituspatienten

CIP-Titelaufnahme der Deutschen Bibliothek

Schmidt, Michael Fred: Auf sich hören: Übungen zur Selbstheilung für Tinnituspatienten.
Unter Mitarbeit von Alvis Gaußmann. Mit einem Vorwort von Elke Knör.
Kassel: Schmidt & Gaußmann ProjektGesellschaft, 1998.
ISBN 3-00-003166-9

Gestaltung: Stefan Bayer
Satz: Sami El-Schechli
Druck: Karl Strube Druckerei, Felsberg
ISBN 3-00-003166-9

Inhalt

Danksagung

Mein Dank geht an all die Menschen, die meine Arbeit, die schließlich zur Entwicklung dieser Übungen geführt hat, unterstützt haben.

An erster Stelle danke ich meinem Freund, Kollegen und Projektentwicklungspartner Dr. Alvis Gerd Gaußmann, der mich bei der Veröffentlichung dieser Übungen unterstützt, mich mit seinen Inspirationen angestoßen und befruchtet hat und den Verlag mitgegründet hat. Ich danke dem Facharzt für HNO-Heilkunde Herrn Lutz-Michael Schäfer, der mich selbst fachärztlich betreut hat und mit dem ich gemeinsam die Tinnitus-Retraining-Therapie an der Habichtswald-Klinik Kassel konzipiert habe. Mein Dank gilt auch Frau Dr. med. Ingrid Schützbach für ihre vorbildhafte allgemeinmedizinische Kooperation, Schwester Silke Rüger und den Mitarbeitern der Habichtswaldklinik in Kassel, die auf meinen Impuls hin die Übungen gelernt und mit unseren gemeinsamen Patienten geübt haben. Den Patienten, die diese Übungen gelernt und praktiziert haben, gebührt mein Dank für ihre authentischen Rückmeldungen und ihre Bereitschaft und ihren Mut wieder auf sich zu hören. Ebenso Frau Elke Knör, Geschäftsführerin der Deutschen Tinnitus-Liga, der mit Abstand größten europäischen Tinnitus-Patienten-Organisation, die mich zur Veröffentlichung ermunterte.

Mein Dank gebührt den Meistern, von denen ich lernen durfte, wie Energie sich bewegt und wie ihr heilendes Potential mobilisiert werden kann. An erster Stelle ist Meister Teck Cheng Neo zu danken, durch den ich bewegt wurde und in den Fluß des Lebens sprang. Für Inspirationen sei gedankt den Tao-Meistern Share. K. Lew und Meister Mantak Chia, sowie Qi-Gong Meister Giao Guorui. Ich danke meiner Frau Marlene für ihre liebevolle und unterstützende Präsenz, sowie für ihre Impulse und meinen Kindern Nona und Lea für ihre liebevolle Geduld mit mir.

Für die Drucklegung und Graphik sei Herrn Stefan Bayer gedankt, für die Textgestaltung, Druck- und Vertriebsorganisation Herrn Sami El-Schechli. Mit beiden hat die Kooperation Freude gemacht und war ein kreatives Ereignis.

Michael D. F. Schmidt

Vorwort

Lieber Leser,

mit diesem Buch haben Sie sogleich eine Möglichkeit zur aktiven Tinnitus-Bewältigung erworben. Die meisten Tinnitus-Ratgeber sprechen in erster Linie die medizinische Behandlung oder die Rehabilitation an. Dabei geht es um die Behandlung durch einen Therapeuten, also um Fremdhilfe. Jetzt ist Ihnen ein Leitfaden an die Hand gegeben, um selbst tätig zu werden. Der Verfasser, Herr Dr. Michael Schmidt, hat sehr einfühlsam Übungen dargestellt, die Ihnen helfen können, den Tinnitus unter Überwindung ihrer anfänglichen Hilflosigkeit zu besiegen.

Durch den Verlust eines nahen Angehörigen und dem damit verbundenen Streß, bin ich selbst seit 1991 von Tinnitus betroffen. In der ersten Zeit hätte ich mir oft gewünscht, selbst etwas in der Hand zu haben, um aktiv meinem Tinnitus zu begegnen. So blieben in der Vergangenheit nur Ärzte und sonstige Therapeuten. Meist war es nach Therapien so, daß dann der Eindruck der Therapie oder auch die Wirkung der medizinischen Maßnahme langsam verblaßte. Wie schnell hat uns auch der Alltag wieder eingeholt. Dazu kommt in vielen Fällen noch die Angst um das Gehör oder die allgemeine Gesundheit.

Für die Tinnitus-Patienten ist sicher eines besonders schmerzlich: die Tatsache, daß sie sich damit abfinden müssen, ein Ohrgeräusch zu behalten, meist lebenslang. Ich habe festgestellt, daß es an Ihnen und mir selbst liegt, wie dieser gesundheitliche Mangel in unser Leben integriert wird. Der Zustand läßt sich gut mit einem zu kurzen Bein, einer Hauterkrankung, Asthma oder Magenbeschwerden vergleichen. Auch in diesen Fällen muß der Patient eine bestimmte Lebensweise einhalten, um mit seinem Leiden »gut leben« zu können.

Wie Sie sicher inzwischen wissen, sind die meisten Auslöser für Tinnitus recht harmlos. Das hat jedoch (zumindest am Anfang) keinen Einfluß auf die Ängste und Befürchtungen. Nach kurzer Zeit sind wohl die wichtigsten Untersuchungen abgeschlossen. Jetzt geht es darum, das »innere Geräusch«

nicht als Feind anzusehen. Der Tinnitus muß natürlich auch nicht gleich unser Freund werden. Vielleicht kommen Sie mit der Zeit dazu, Ihr Ohrgeräusch als einen Teil Ihres Lebens anzusehen. Das Werkzeug dazu haben Sie gerade mit diesem Buch in der Hand.

Noch ein Wort: Wie oft haben wir uns gewünscht, stark wie ein Baum dazustehen, den Mut zum »Nein« zu haben, der inneren Stille wieder lauschen zu können. Alle diese Sehnsüchte werden Sie mit etwas Geduld und eigenem Einsatz erfüllen können.

Viel Erfolg!

Elke Knör

Geschäftsführerin der Deutschen Tinnitus-Liga e.V.

Einleitung

Zunehmend mehr Menschen leiden unter Tinnitus. Tinnitus (kommt von dem lateinischen Wortstamm tinnere = klingeln) und bezeichnet Ohrgeräusche, die wir hören können, ohne daß ein äußeres Schallsignal vorliegt. Tinnitus ist zu einem gleichermaßen die persönliche Befindlichkeit einschränkenden, wie angsteinflößendem Symptom geworden. Es scheint, als fordere die laute Informationsgesellschaft ihren Tribut durch das vermehrte und gehäufte Auftreten von Tinnitusbeschwerden. Neueste Zahlen weisen darauf hin, daß etwa 17% der Bevölkerung von Tinnitus betroffen ist; etwa 1% der Bevölkerung ist in ihrer normalen Lebensfähigkeit durch Tinnitus erheblich eingeschränkt.

Für das Auftreten eines Tinnitus gibt es sehr unterschiedliche Ursachen. Neben Lärmschäden und anderen Erkrankungen im HNO-Bereich, z.B. der Hörsturz, können Durchblutungsstörungen, Halswirbelsäulenerkrankungen, Erkrankungen im Zahn-Kiefer-Bereich, nachlassende Hörfähigkeit, Tumore im Bereich des Hörnervs, Drehschwindel, aber auch Herz-Kreislauferkrankungen, Störungen des Stoffwechsels und Hormon- und Gefühlshaushaltes, wie auch Medikamente Tinnitus auslösen.

Was immer die Ursachen sind, der Tinnitus ist meist ein quälender Begleiter. Daher braucht es im Umgang mit dem Tinnitus geeignete psychosomatische Strategien, den besten Blickwinkel gegenüber dem belastenden Geräusch im Ohr einzunehmen. Wie der Schmerz, besitzt der Tinnitus eine unabweisbare Präsenz und konfrontiert uns mit der vollen Bindung unserer Aufmerksamkeit. Für viele Menschen ist das Auftreten des Tinnitus eine herbe Erinnerung an ihren Körper oder ein von innen kommendes, angsteinflößendes Phänomen, das starke Gefühle auslöst oder verbirgt.

Die Entwicklung eines positiven Zugangs zum Körper und einer erhöhten Wahrnehmungsfähigkeit für den eigenen Körper nimmt dem Tinnitus Kraft. Der Tinnitus kann dann ein körperlich-seelisches Ereignis neben anderen werden und verliert seine Macht im Vordergrund des Selbsterlebens.

Die folgenden Übungen beabsichtigen eine Erhöhung der eigenen inneren Wahrnehmungsfähigkeit und bahnen damit den Zugang zur inneren Stille. Diese Übungen können im Rahmen einer Tinnitus-Retraining-Therapie Anwendung finden. Sie verknüpfen Entspannungsverfahren, Atemübungen und Hörerfahrungen zu einem ganzheitlichen Übungsansatz. Indem wir Raum und Zeit schaffen, wieder auf uns zu hören, verliert der Tinnitus seinen überschattenden Einfluß auf unser Selbsterleben und unsere Befindlichkeit.

Wenn der Tinnitus eintritt
fühlen wir uns im ganzen betroffen von einem meist quälenden und individuell sehr unterschiedlich ausgeprägten Ohrgeräusch. Unsere gesamte Hörwahrnehmung erscheint erschüttert von Geräuschen und Tönen, die ein Ruheerlebnis oder gar den Schlaf, unmöglich zu machen drohen. Viele reagieren mit Angst oder Panik und befürchten den Verlust des Gehörs.

Was Sie sofort tun müssen
ist Ihren Arzt oder Ihren HNO-Arzt aufzusuchen und die medizinischen Ursachen des akut aufgetretenen Tinnitus abklären zu lassen. Die Durchführung dieser Übungen setzt eine genaue HNO-ärztliche Diagnostik und, bei schweren psychischen Begleitstörungen, eine Beratung durch einen Facharzt für Psychiatrie oder Psychotherapeutische Medizin voraus, damit die Ursachen Ihres Tinnitus gänzlich aufgeklärt sind. Sind vorab organmedizinische Behandlungen notwendig, können diese keinesfalls durch diese Übungen ersetzt werden. Jedoch können Sie in den meisten Fällen von chronisch-komplexem Tinnitus, auch zusätzlich zur eventuell notwendigen organmedizinischen Therapie anderer ursächlicher Erkrankungen üben. Natürlich können diese Übungen keine Psychotherapie erübrigen, die tiefere seelische Ursachen behandelt. In jedem Falle jedoch erhöhen die hier vorgestellten Übungen die eigene Wahrnehmungsfähigkeit und die innere Kompetenz, mit einem Symptom wie dem Tinnitus umzugehen. Ist der Tinnitus chronisch, unterstützen die Übungen eigene Bewältigungsstrategien und sind ein Baustein im Rahmen einer Tinnitus-Retraining-Therapie.

Die Übungen ersetzen keine ärztliche Behandlung. Wenn Sie die Übungen durchführen wollen, besprechen Sie es mit Ihrem Arzt!

Wieder Lebensqualität
ist möglich, auch wenn der Tinnitus ein in das eigene Leben getretener Begleiter geworden ist. Es gibt keine Übung, die einen Tinnitus garantiert rasch beseitigt, es gibt auch keine

Sicherheit, daß Ihr Tinnitus durch regelmäßiges Üben verschwindet. *An erster Stelle steht, daß der Tinnitus sich verändert und in den Hintergrund tritt, und daß Sie erlauben, eine Lebensqualität für sich zu schaffen, der Sie innerlich gut zustimmen können.* Viele Tinnitusbetroffene leiden durch und mit dem Tinnitus an Ängsten und Depressionen. Sowohl durch gesteigertes Angsterleben, wie durch Depressionen, ist unsere Selbstintegrität und das Selbsterleben nachhaltig eingeschränkt. *Das Herstellen eines grundlegend guten Zugangs zu sich selbst, zum eigenen Körper und der Gefühlswelt, ist das Ziel der Übungen.*

Wohin hören,
ist für den Tinnitusbetroffenen eine elementare Frage geworden. Erhält der Tinnitus viel Aufmerksamkeit, macht er sich breit. Unser Gehör ist ein ständig »offenes« Sinnesorgan, das sich nicht wie die Augen einfach verschließen läßt. Wir stehen ständig in einer wahrnehmenden Verbindung mit der Außen- und Innenwelt.

Aus der Lehre der Ohrakupunktur wissen wir: unser Ohr ist ein Hologramm. Das Ohr repräsentiert den ganzen Menschen als einen auf den Kopf gestellten Embryo. Es verbindet uns mit der Quelle des Seins. Das Gehör reift als frühestes Sinnesorgan und erlischt zuletzt beim Sterben. Es ist unser differenziertester Sinn mit der höchsten Leistungsfähigkeit. Das Gehör hat eine immens wichtige kommunikative Funktion und seine Einschränkung hat oft weitreichende seelische Folgen. Wir können unsere Ohren nicht einfach verschließen, sie sind nach außen und innen geöffnet und lassen so erhebliche Mengen von Informationen, Botschaften und Wahrnehmungen durch uns hindurch.

In der heutigen Lärmgesellschaft wird unser Gehörsinn förmlich bombardiert mit Lautstärke und Informationen. Gleichzeitig leben wir mit einer überforderten inneren Resonanz auf diese Lebensbedingungen, so daß unsere sinnliche Wahrnehmungsfähigkeit sich zunehmend einengt. Der äußeren Reizüberflutung entspricht eine zunehmend reduzierte Zeit für innere Wahrnehmung. Als Tinnitus-Betroffene sollten Sie äußere Stille meiden (denn diese hebt den Tinnitus hervor) und einen Zugang zur inneren Stille suchen (denn diese nimmt dem Tinnitus, die ihn verstärkende Aufmerksamkeit).

Wieder auf sich hören

Wir werden die Schönheit der sinnlichen Erfahrung wiederentdecken, wenn wir uns Raum und Zeit schaffen, in uns hinein zu hören. Die Anwendung von Tinnitus-Noisern (Rauschgeräten), kognitiver Therapie und Hörtraining sind die Hauptsäulen einer modernen Tinnitus-Retraining-Therapie, die Entängstigung und positiven Umgang mit dem Tinnitussymptom bewirken soll. Die hier vorgestellten Übungen sind zum Tinnitus-Retraining bestens geeignet. Sie erlauben, daß wir unser Verständnis für unseren Körper erhöhen und einen wachsend *liebe- und leibvollen Zugang zu unserer inneren Welt finden.* Sie stärken so das innere Potential gegenüber dem Tinnituseinfluß. Auf sich hören zu können, gehört zum Potential eines jeden Menschen. Wir bezeichnen Botschaften aus der Tiefe unserer Seele als innere Stimme, und ich meine, daß wir in Gegenwart dieser inneren Stimme mit uns eins sind und in Kontakt mit unserem tiefsten Wesen. Die folgenden Übungen konzentrieren sich auf das Hören innerer Botschaften der Leib-Seele-Einheit und zeigen den Umgang mit der Hörwahrnehmung als einen Weg zu unseren heilenden Ressourcen auf. Die Übungen wirken auf die emotionalen Assoziationen, die mit dem Tinnitus verbunden sind und tragen zu einer Positivierung der Hörwahrnehmung und zur Gewöhnung (Habituation) an den Tinnitus bei.

Welche Übung für was?

Die folgenden Übungen stellen daher verschiedene Zugangswege zur inneren Wahrnehmung und zum liebevollen Umgang mit dem Symptom »Tinnitus« dar. Sie können nach den hier vorgegebenen Übungsbeschreibungen *sich selbst ein Übungs-*

programm zusammenstellen, das Ihrem Tinnituserleben und dem eigenen Zugang zur inneren Wahrnehmung am besten entspricht. Folgende Übungen werden vorgestellt:

1. Übungen im Stehen:
Übungen 1 – 8: bewirken Bewegung und Mobilisierung des motorischen Systems und der Energie.

2. Übungen im Sitzen:
Übungen 9 – 13: Atemübungen, Loslaß-Übungen und Übungen mit der Stimme.

3. Übungen im Liegen:
Übungen 14 – 18: Übungen mit inneren Bildern, die Ressourcen einer positiven Körperwahrnehmung wecken und eine Haltung der inneren Achtsamkeit fördern.

4. Übungen für unterwegs:
Übungen 19 – 21: Übungsanleitung für Situationen draußen und unterwegs.

Alle Übungen verfolgen die Absicht, Sie zu einem positiven Zugang zur inneren Wahrnehmung anzuleiten und dadurch den Tinnitus ins richtige Licht zu rücken. Sie können sich je nach eigenem Typ und eigenen Vorlieben, die für Sie besten Übungen auswählen. Die Übungen gehen über verschiedene innere Kanäle der Wahrnehmung, und Sie sollten den für Sie geeignetsten und am besten funktionierenden Zugang herausfinden.

Wie üben?
Die Übungen beinhalten verschiedene Dimensionen, auf denen gleichzeitig geübt wird. Gehen Sie davon aus, daß mit der Übung diese Dimensionen auch in die Wahrnehmung des Alltags einfließen werden. Daher ist ein regelmäßiges, tägliches Üben wichtig, damit Sie im Alltagsstreß von Beruf, Verkehr, oder auch in Pausen, die Übungen direkt anwenden

können. Am besten beginnen Sie mit dem Üben zu Hause an einem ruhigen und angenehmen Platz, an dem Sie eine Zeit ungestört sind. Üben Sie in Stille.

Die Körperhaltung:
Alle Übungen haben eine Beschreibung der Körperhaltung, aus der geübt werden soll. Einige Übungen werden ausschließlich im Stehen geübt, andere im Liegen oder Sitzen. Die innere Haltung beim Üben ist *Gelassenheit*.

Der Atem:
Jede Übung beinhaltet ein bewußtes Lenken des Atems. Es ist jeweils beschrieben, welche Form des Ein- oder Ausatems wichtig ist. Mit der Zeit wird das Lenken des Atems bekannter und damit eine wichtige Entspannungshilfe, auch für den Alltag und aufregende Situationen. Das Zentrum des Atems ist der Bauch, dort sollte der Atem zunehmend ruhen.

Die Energie:
Energie ist unsere universelle Lebensquelle und ihr freies Fließen ist eine Qualität von Gesundheit. Durch die Übungen lernen Sie, Energie als inneren und äußeren Lebensquell zu mobilisieren und in Ihre Lebenskultur einzubauen. Atem, Körperhaltungen, Bewegungen, Gedanken und Gefühle können Energie mobilisieren, wenn sie achtsam gelenkt werden.

Heilende Bilder und Worte:
In einigen Übungen werden Anleitungen für innere Einstellungen angeboten. Diese sind im Text und im Bild hervorgehoben. Sie helfen, festgefahrene innere Denk- und Fühlmuster, die den Tinnitus unterstützen, loszulassen und bieten Alternativen an.

Wo üben?
Grundsätzlich ist jeder Platz, an dem Sie eine zeitlang äußere Ruhe haben, für die meisten Übungen geeignet. Zu Beginn suchen Sie sich zu Hause einen ruhigen, angenehmen Platz, an

dem Sie ungestört sind. Natürlich können Sie auch in lärmbelasteten Alltagssituationen verschiedene Übungen durchführen. Bei Übungen draußen ist jeweils beschrieben, welcher Ort oder welche Situation sehr geeignet ist.

Übungsanleitung und Icons

Icons sind bildhafte Symbole um die Durchführung der Übungen nach dem Buch zu erleichtern. Folgende Reihe von Icons sollen beim Üben auf Körperhaltung, Atem, Energie und innere Einstellung hinweisen. Die Icons stellen also Grundelemente einer jeden Übung dar, auf die Sie beim Beginn der Durchführung achten müssen. Die Icons fördern das Behalten des Übungsablaufes und stellen die Basisinstruktionen zu jeder Übung dar.

Icons zur Körperhaltung und Energie

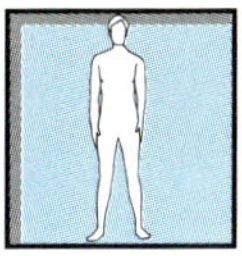

Stehen

Sie stehen aufrecht, die Füße schulterbreit auseinander und parallel ausgerichtet; die Knie sind leicht angebeugt, die Schultern haben sinkendes Gewicht und die Arme sind locker, als könnten sie baumeln.

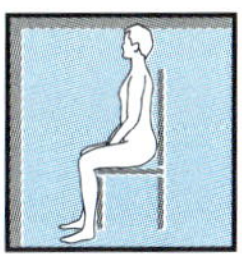

Sitzen

Sie sitzen aufrecht auf einem ausreichend harten Stuhl, so daß Sie Ihre Sitzhöcker spüren. Die Schultern haben sinkendes Gewicht und die Unterarme ruhen auf den Oberschenkeln. Die Füße stehen mit der gesamten Fußsohle fest auf dem Boden.

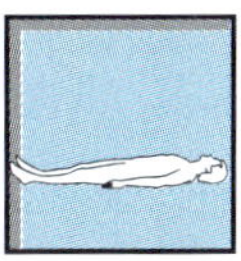

Liegen

Sie liegen auf einer bequemen Unterlage, die ausreichend fest ist, so daß Sie Ihren Körper, fest auf dem Boden aufliegend, spüren können. Sie lassen sich zunehmend tragen und geben Gewicht an den Boden oder die Liege ab. Arme und Beine sind angenehm schwer, der Kopf wird bewußt von der Unterlage getragen.

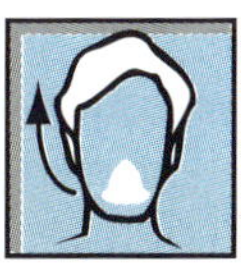

Die Zunge liegt am oberen Gaumen mit der Spitze am Übergang von hartem zu weichem Gaumen und schließt den inneren Energiekreislauf.

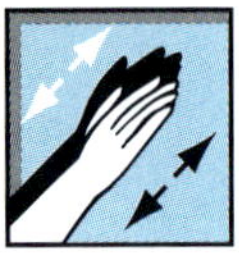

Sie reiben die Hände vor dem Körper mit offenen, etwas gestreckten Handflächen aneinander (12 mal), so daß die beiden Handflächen einen guten Kontakt haben und sich ganz berühren. Der Atem fließt dabei natürlich durch die Nase, die Zunge liegt mit der Spitze am oberen Gaumen (Grenze harter/weicher Gaumen).

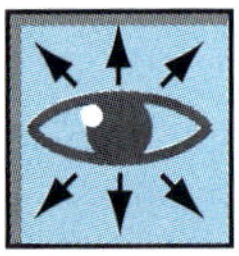

Die Augen schauen, ohne einen Gegenstand genau zu fixieren, auf das Ganze und weit. Der Blick richtet sich auf die energetische Wahrnehmung von innen und außen.

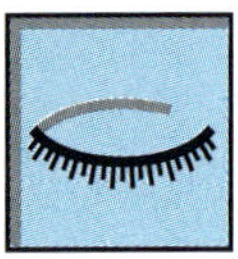

Die Augen sind während der Übung geschlossen.

Die Aufmerksamkeit richtet sich nach innen. Leichte Spannung und nach außen ziehende Kraft in beiden Mundwinkeln, die sich zu einem sanften Lächeln ausdehnen. Sanftes Lächeln in den Augen und ausdehnende Kraft in den Augenwinkeln. Das Lächeln halten Sie mit der Gesichtsmuskulatur bewußt aufrecht und verbinden es mit liebevoller innerer Energie. Die Augen sind dabei geschlossen.

Beide Ohren innerlich bewußt öffnen und nach innen hören. Das Nach-Innen-Hören richtet sich auf die innere Stimme und aufkommende innere Impulse.

Icons für die Lenkung des Atems

Der Atem ist ein wesentlicher Bestandteil der Übungen. Grundsätzlich betonen die Übungen eine sinkende Richtung des Atems nach unten. Dies gilt für Ein- und Ausatem, es sei denn, in einer Übung ist eine andere Richtung, z.B. in die Ohren, genannt.

Einatmen durch die Nase oder den Mund.

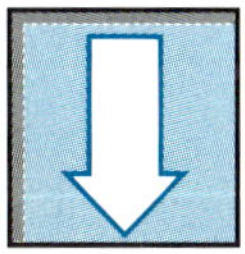

Ausatmen durch die Nase oder Mund.

Einatmen durch die Nase und den Atem in Einatemposition anhalten.

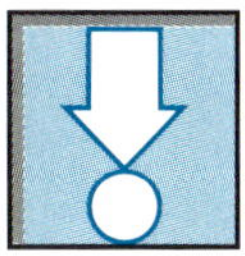

Ausatmen durch den Mund und den Atem in Ausatemposition anhalten.

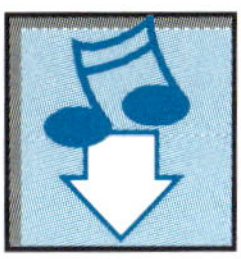

Den Ausatem durch den Mund mit Stimme und einem tönenden Vokal (»A, E, I, O, U«) verbinden.

Andere Icons

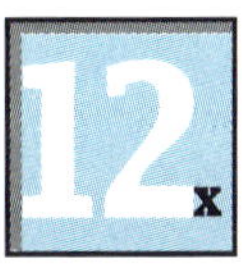

Festgelegte Übungsanzahl.
Die Übung soll 12 mal wiederholt werden.

Energiezentren im Körper

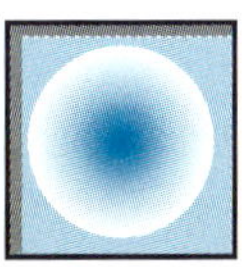

Energiezentren im Körper sind Orte der Kraft, die wir mit innerer Achtsamkeit erreichen und aufbauen können. Wenn wir uns mit ihnen verbinden, erreichen wir Zugang zu Ressourcen der Kraft aus unserem Selbst. Die hier vorgestellten Übungen fördern den Zugang zu den drei Zentren: Bauch, Herz und Kopf.

01. Übung: Stehen wie ein Baum

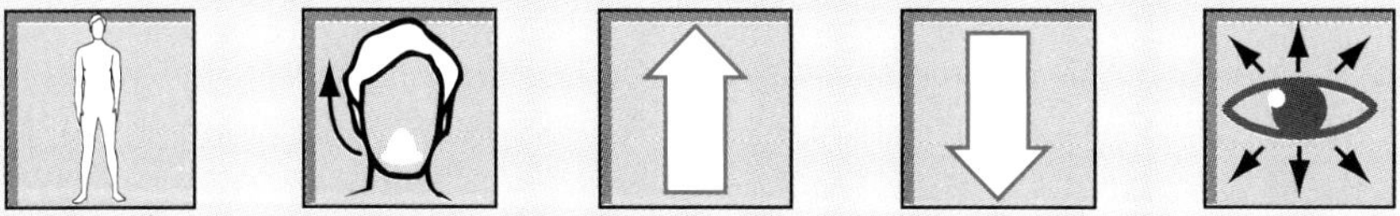

Übung stehend	Zunge am oberen Gaumen	Einatmen: Nase	Ausatmen: Nase	Augen auf das Ganze

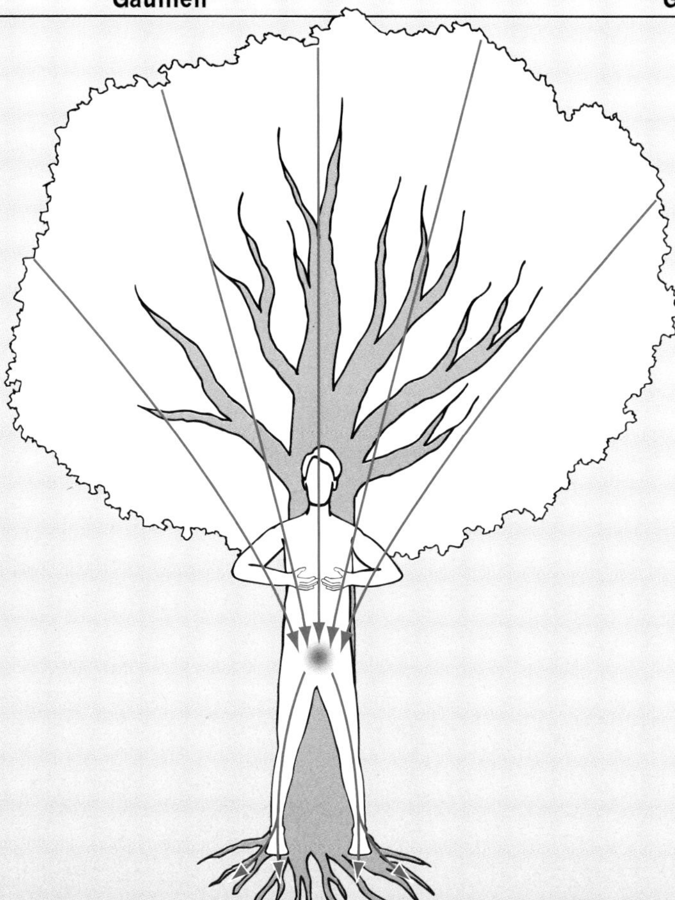

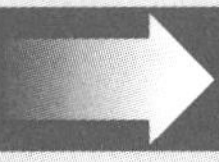

Verweilen Sie in dieser Position nur solange es Ihnen angenehm ist.

Sie stehen aufrecht, die Füße schulterbreit auseinander und parallel ausgerichtet; die Knie sind leicht angebeugt, die Schultern haben sinkendes Gewicht und die Arme sind locker, als könnten sie baumeln. Die Augen schauen auf das Ganze.

Einatmen durch die Nase. Ausatmen durch den Mund.

Sie beginnen langsam die Arme vor dem Körper parallel bis zur Höhe des Herzens zu heben. Dabei ist das Ellbogengelenk leicht gebeugt und Sie halten die Arme auf Brusthöhe einander zugewandt. Die Hände sind entspannt, die Finger zeigen leicht gebeugt aufeinander zu und Sie nehmen eine Haltung ein, als könnten Sie einen Baum umarmen. Der Rücken bleibt dabei aufrecht locker, die Schultern haben ein sinkendes Gewicht. In den Ellbogen wirkt eine leicht aufspannende und gleichzeitig nach unten gehende Kraft. Das Becken hat eine sinkende Kraft nach unten und fühlt sich nach unten geschlossen an, der Bereich um die Nieren fühlt sich weit an. Der Kopf wird dabei ohne Anstrengung gerade gehalten, als ob er mit einem dünnen Seil am Scheitel mit dem Himmel verbunden sei; der Blick geht nach vorne und schaut auf das Ganze.

In dieser Position lassen Sie den Atem natürlich und ruhig gehen, mit einer sinkenden Tendenz in den Bauch. Dort lassen Sie den Atem dahingehen, wo er Raum und Platz hat. Dies unterstützen Sie durch das Wort »Sinken«. Stellen Sie sich jetzt vor, Sie entwickelten Wurzeln, die in den Boden greifen.

Verweilen Sie in dieser Position, solange es Ihnen angenehm ist. Wenn es gut ist, lassen Sie die Arme mit dem Ausatem wieder nach unten zu den Seiten sinken.

02. Übung: Den Kopf nach links und rechts mobilisieren

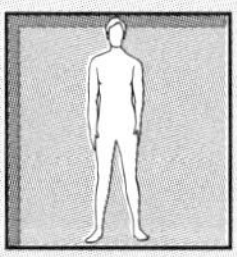

Übung stehend

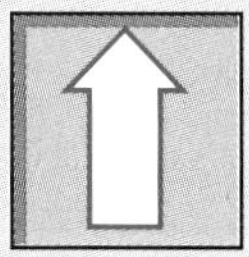

Einatmen: Nase

Ausatmen: Mund

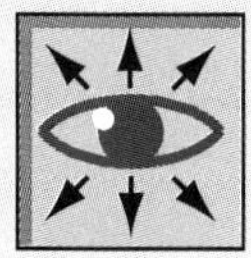

Augen auf das Ganze

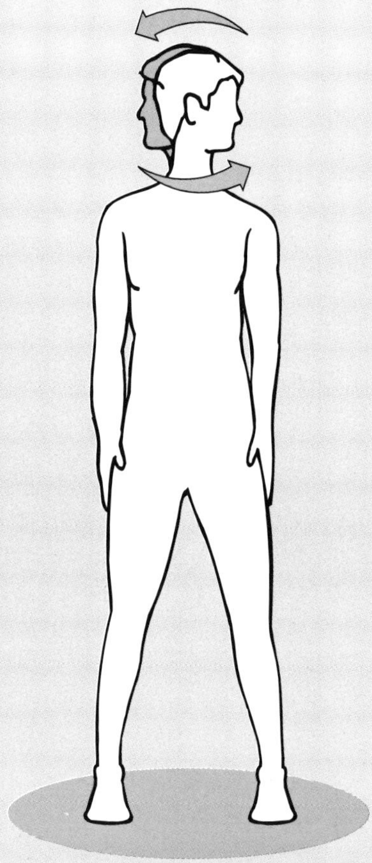

Erkennen Sie an, daß die Bewegung des "Nein-sagens" Ihren inneren Horizont erweitert.

Sie stehen schulterbreit, die Füße parallel, die Knie leicht angebeugt, die Schultern haben sinkendes Gewicht und die Arme sind locker, als könnten sie baumeln. Die Augen schauen auf das Ganze.

Einatmen durch die Nase. Ausatmen durch den Mund.

Mit dem Einatem bewegen Sie den Kopf langsam von rechts nach links und mit dem Ausatem von links nach rechts. Mit jedem Einatemzug geht der Kopf nach links, soweit es ohne Schmerzen möglich ist und mit dem Ausatem nach rechts, soweit es ohne Schmerzen möglich ist. Vielleicht dehnt sich der Bewegungsraum während der Übung aus. Wo Sie Grenzen der Bewegung spüren, anerkennen Sie die Möglichkeit, diese Grenzen zu erweitern. Wo Sie Freiräume in der Bewegung spüren, gehen Sie in diese hinein. Wiederholen Sie diese Übung, sooft es sich gut anfühlt.

Während mein Kopf sich von rechts nach links und von links nach rechts bewegt, trete ich in Gegenwart all der Empfindungen, die sich mit der Bewegung meines Kopfes und meines Nackens verbinden. Tief in die Bewegung hineinspürend, erlaube ich, daß die Halswirbelkörper, das Sehnengeflecht, die kleinen Gelenke zwischen den Wirbelkörpern, die tiefe Halsmuskulatur und die großen Muskeln meines Halses und die Schilddrüse ins Licht meiner Anerkennung und Liebe treten. Ich stimme meiner Fähigkeit, nein zu sagen aus tiefstem Herzen zu. Ich anerkenne, daß die Bewegung des Nein-Sagens meinen inneren Horizont erweitert. Ich meditiere einen Augenblick über die tiefe Bedeutung von »nicht dies, nicht das«.

Dann lassen Sie nach dem dritten Mal den Kopf in die aufrechte entspannte Mittellage zurückkommen und die innere Bewegung in Ruhe nachklingen.

03. Übung: Den Kopf nach vorn und hinten mobilisieren

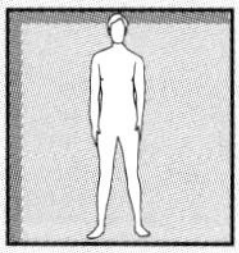

Übung stehend

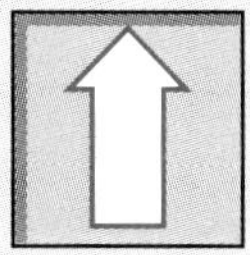

Einatmen: Nase

Ausatmen: Mund

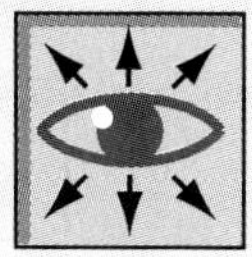

Augen auf das Ganze

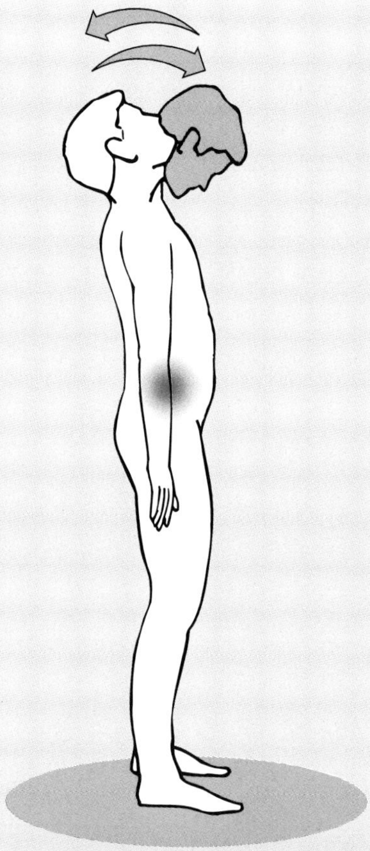

Schauen Sie auf Ihr eigenes Dasein in der Welt und verbeugen Sie sich vor der Größe des Lebens.

Sie stehen schulterbreit, die Füße parallel, die Knie leicht angebeugt, die Schultern haben sinkendes Gewicht und die Arme sind locker, als könnten sie baumeln. Die Augen schauen auf das Ganze.

Einatmen durch die Nase. Ausatmen durch den Mund.

Sie beginnen den Kopf mit dem Einatem langsam nach hinten zu bewegen, sind dabei möglichst entspannt, atmen durch die Nase ein, der Unterkiefer darf hängen. Ist der Kopf hinten an einer Grenze angekommen, geben Sie dorthin eine liebevolle Anerkennung. Bewegen Sie den Kopf – jetzt mit dem Ausatem – langsam nach vorne, bis sich das Kinn soweit wie möglich dem oberen Brustbein genähert hat und ein neues Gewicht bekommt. Diese Übung wiederholen Sie, sooft es sich gut anfühlt. Ganz langsames Üben erhöht die Wahrnehmung für den Raum. Genießen Sie die Lebendigkeit in dieser Bewegung.

Ich gehe aus vom Ja-Sagen und welche Bedeutung das Ja-Sagen in meinem Leben hat und zu welchen Konsequenzen es bisher geführt hat. Ich spüre in die Bewegung hinein und erlaube dem Kopf und dem Nacken, ins Licht meiner Anerkennung und Liebe zu treten:

Die Halswirbel, die kleinen Gelenke zwischen den Wirbelkörpern, der Sehnenapparat, die Halsmuskulatur, die Kiefergelenke, der Zungengrund und die Schilddrüse. Ich schaue auf mein Dasein in der Welt und gebe meine innere tiefe Zustimmung und verbeuge mich vor der Größe des Lebens.

Dann lassen Sie nach dem dritten Mal den Kopf in die aufrechte entspannte Mittellage zurückkommen und die innere Bewegung in Ruhe nachklingen.

04. Übung: Die Ohren mobilisieren

Übung stehend	Zunge am oberen Gaumen	Hände 12x reiben	Einatmen: Nase	Ausatmen: Mund	Augen auf das Ganze

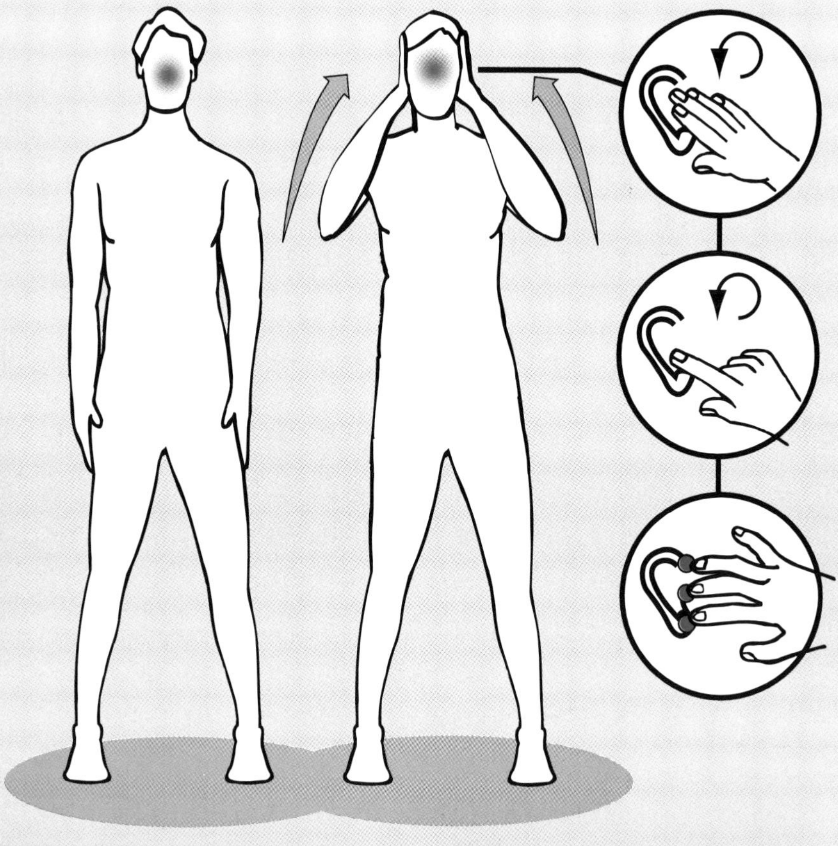

**Stimmen Sie sich ein,
Ihre Ohren liebevoll zu berühren.**

Sie stehen schulterbreit, die Füße parallel, die Knie leicht angebeugt, die Schultern hängen schwer und die Arme sind locker, als könnten sie baumeln. Die Augen schauen auf das Ganze.

Einatmen durch die Nase. Ausatmen durch den Mund.

Sie reiben die Hände vor dem Körper mit offenen, etwas gestreckten Handflächen aneinander (12 mal), so daß die beiden Handflächen einen guten Kontakt haben und die Handflächen sich ganz berühren; die Zunge liegt dabei mit der Spitze am oberen Gaumen.

Dann gehen Sie mit der linken Hand zum linken Ohr, mit der rechten Hand zum rechten Ohr. Der Atem geht natürlich, die Zunge ist entspannt. Sie beginnen mit beiden Händen, die Ohren von den Spitzen herunter, über die Ohrknorpel bis zum Ohrläppchen mit einem Ihnen angenehmen Druck zu massieren. Erlauben Sie sich, die Ohren wie eine unbekannte Landschaft zu entdecken. Lassen Sie sich Zeit. Dann gehen Sie zuletzt mit beiden Zeigefingern in den äußeren Vorhof des Gehörganges und lassen die Finger mit leichten Bewegungen und sanftem Druck kreisen. Reinigen Sie Ihr Gehör durch das entstehende Geräusch der Berührung.

Dann setzen Sie Zeigefinger, Mittelfinger und Ringfinger jeder Hand mit den Fingerspitzen vor das jeweilige Ohr, so daß diese sich vor dem Ansatz und dem Eingang des Ohres befinden. Kreisen Sie mit den Fingern mit leichtem, sanften Druck auf diesen Punkten. Fahren Sie mit dem Kreisen der Finger fort, solange es Ihnen angenehm ist, lassen Sie dann die Arme sinken und spüren Sie den Bodenkontakt.

Dann dreimal durch die Nase ein-, durch den Mund mit leicht gespannten Lippen ausatmen.

05. Übung: Den Kiefer mobilisieren

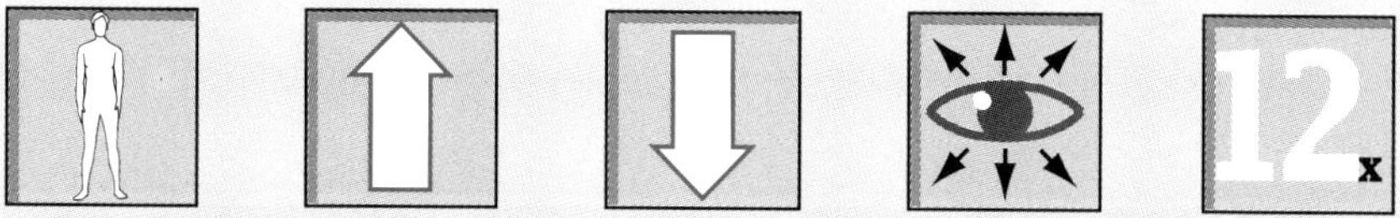

Übung stehend | Einatmen: Nase | Ausatmen: Mund | Augen auf das Ganze | Übungswiederholungen

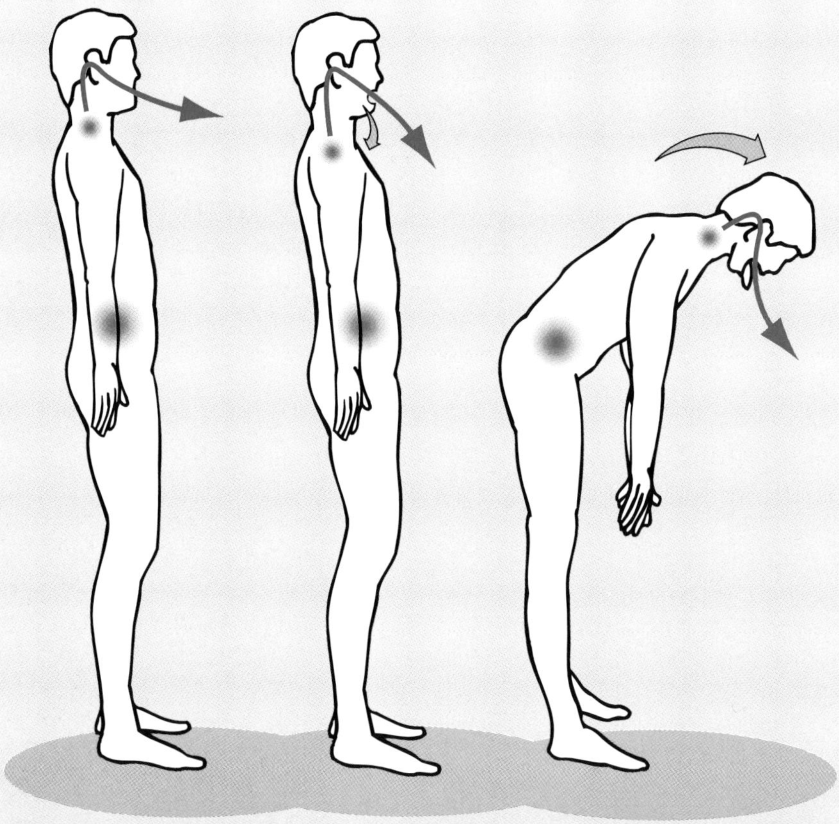

Lassen Sie das Licht durch Ihre Kiefergelenke strahlen.

Sie stehen schulterbreit, die Füße parallel, die Knie leicht angebeugt, die Schultern haben sinkendes Gewicht und die Arme sind locker, als könnten sie baumeln. Die Augen schauen auf das Ganze.

Einatmen durch die Nase, ausatmen durch den Mund und dabei den Kiefer langsam öffnen. Mit jedem Einatem durch die Nase und Ausatem durch den langsam sich öffnenden Mund, gehen Sie Atemzug um Atemzug zu einer weiteren Öffnung des Unterkiefers und lassen ihn weiter und weiter nach unten klappen. Dann, wenn der Kiefer schon weit geöffnet ist, bringen Sie die Zunge mit dem Ausatem weiter und weiter nach vorne, bis sie maximal herausgestreckt ist. Dies unterstützen Sie mit einer leichten Bewegung des Oberkörpers nach vorne.

Danach dreimal durch die Nase ein- und den Mund ausatmen, dabei Spannung und alte Energie loslassen, die Unterkiefer entspannen. Legen Sie dann die Zunge an den oberen Gaumen, schließen die Augen; die Hände legen Sie beide übereinander, mit den Handinnenflächen auf den Bauch.

Ich lasse auf der Höhe von Schilddrüse und Kehlkopf ein Lichtzentrum entstehen, das eine liebevolle und sanfte blaue Energie ausstrahlt. Ich spüre, wie der innere Raum in meiner Kehle weit wird und wächst und der ganze Hals- und Kehlkopfbereich von blauem Licht durchflutet ist. Dort, wo Raum ist, breitet sich das Licht weit aus, dort wo eine Grenze ist, erscheint diese in neuem Licht. Ich lasse das Licht durch meine Kiefergelenke strahlen und meine Kaumuskeln für einen Augenblick weich werden.

Die Übung zwölfmal wiederholen, in relativ schneller Abfolge.

06. Übung: Den Kopf dreimal ausstreichen

Übung stehend	Hände 12x reiben	Einatmen: Nase	Ausatmen: Mund	Augen auf das Ganze

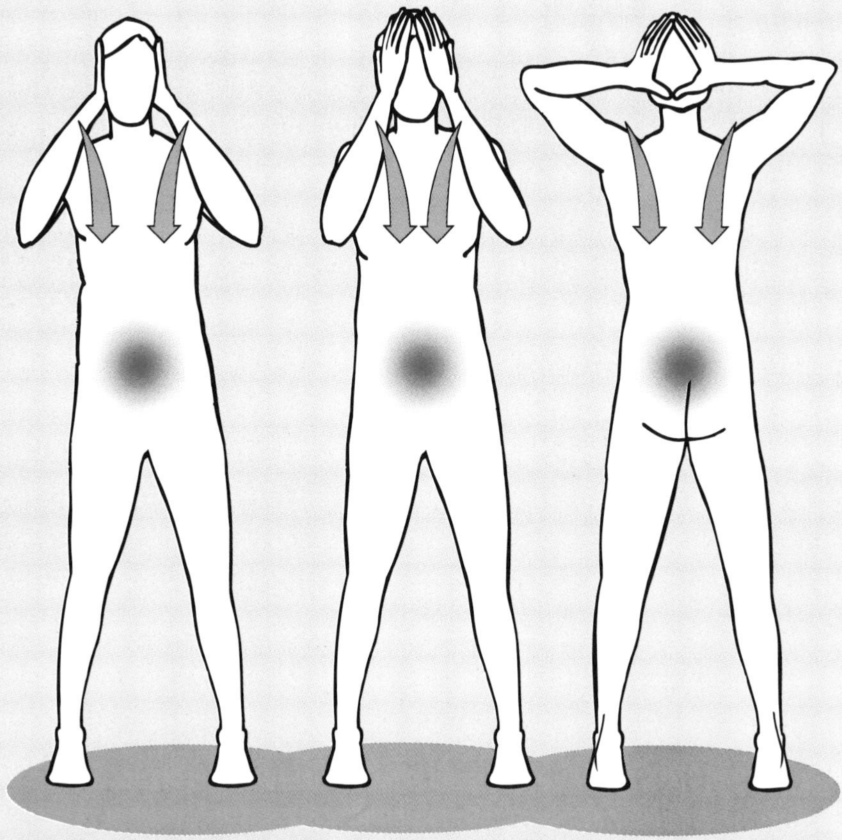

Nehmen Sie die Energie voll und ganz auf, stimmen Sie zu, daß sie sich im Bauchzentrum konzentriert.

Sie reiben die Hände vor dem Körper mit offenen, etwas gestreckten Handflächen aneinander (12 mal), so daß die beiden Handflächen einen guten Kontakt haben und sich ganz berühren. Der Atem fließt dabei natürlich durch die Nase, die Zunge liegt mit der Spitze am oberen Gaumen.

Dann streichen Sie mit beiden Händen einmal von dem vorderen Schädeldach über die Stirn und das Gesicht herunter bis zum Halsansatz. Sie atmen dabei aus, die Zunge liegt entspannt am Boden des Unterkiefers, und lassen die Luft über die Lippen streichen. Spannungen zwischen Knochen und Haut nehmen Sie mit den Händen mit und atmen Sie bewußt aus.

Wieder zwölfmal die Hände reiben. Einatmen durch die Nase.

Dann gehen Sie mit den Fingerspitzen bis zum obersten Scheitelpunkt des Kopfes und streichen dann mit dem Ausatem herunter über die Ohren, den seitlichen Hals bis hinunter zum Halsansatz. Sie nehmen die Spannung und alte Energie mit und atmen dabei durch die Lippen aus.

Zwölfmal die Hände reiben. Einatmen durch die Nase.

Jetzt gehen Sie mit den Fingerspitzen zum Scheitelpunkt des Kopfes und streichen von dort über das Hinterhaupt und den hinteren Hals aus. Sie nehmen dabei die Spannung und alte Energie mit und atmen dabei aus.

Zwölfmal die Hände reiben. Einatmen durch die Nase.

Mit dem Ausatem Hände zu beiden Seiten am unteren Rücken auf die Nieren legen, dann nach vorne über die Hüften zum Bauchzentrum ausstreichen.

07. Übung: Aufgestiegene Energie durch die drei Zentren schieben

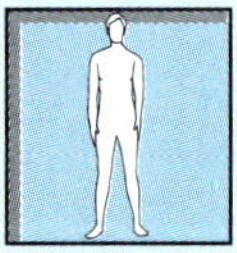

Übung stehend

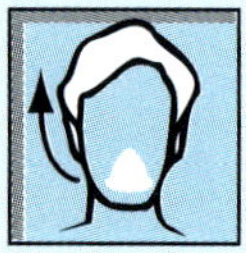

Zunge am oberen Gaumen

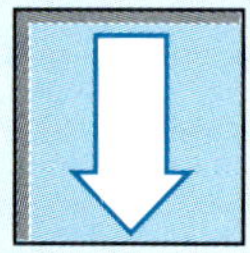

Ausatmen: Mund

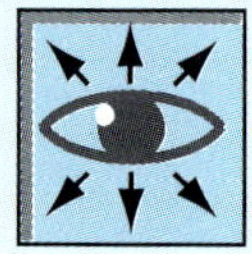

Augen auf das Ganze

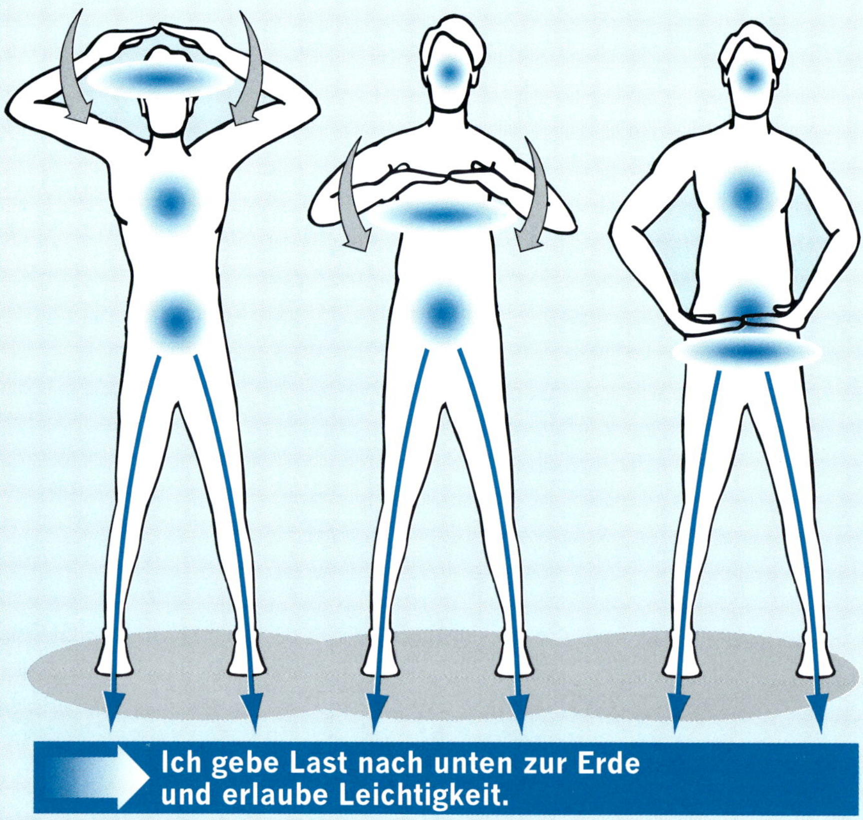

Ich gebe Last nach unten zur Erde und erlaube Leichtigkeit.

Sie stehen schulterbreit, die Füße parallel, die Knie leicht angebeugt, die Schultern haben sinkendes Gewicht und die Arme sind locker, als könnten sie baumeln. Die Augen schauen auf das Ganze.

Mit dem Einatem gehen beide Arme seitwärts neben dem Körper nach oben, die Handflächen sind nach oben gerichtet. Beide Arme steigen bis über den Kopf auf, die Handflächen drehen sich nach unten und mit dem Ausatem schieben jetzt beide Hände überflüssige und alte graue Energien nach unten. Stellen Sie sich eine Ebene vor, die Sie durch den Körper und die Organe schieben. Begleitet ist dieses Nachuntenschieben der Hände von der Vorstellung, alte graue Energie durch den Körper und die drei Zentren nach unten zu schieben. Der Ausatem wird mit der Silbe »Hih« verbunden. Sind Hände und Ausatem unten angekommen, wird die Übung noch zweimal wiederholt.

Ich bin dankbar für die Last, die ich abgeben kann, denn daran wachse ich und erlaube Leichtigkeit.

Zum Abschluß kann die Übung 6 durchgeführt werden.

08. Übung: Sich mit Energiespiralen befreien

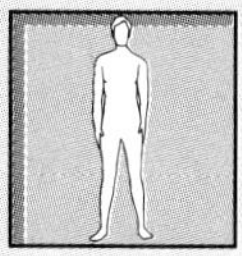

Übung stehend

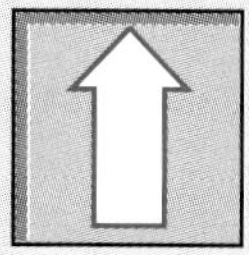

Einatmen: Nase

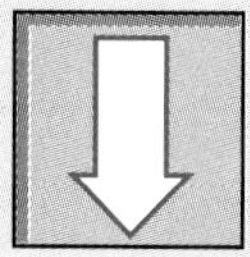

Ausatmen: Nase

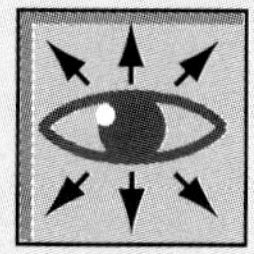

Augen auf das Ganze

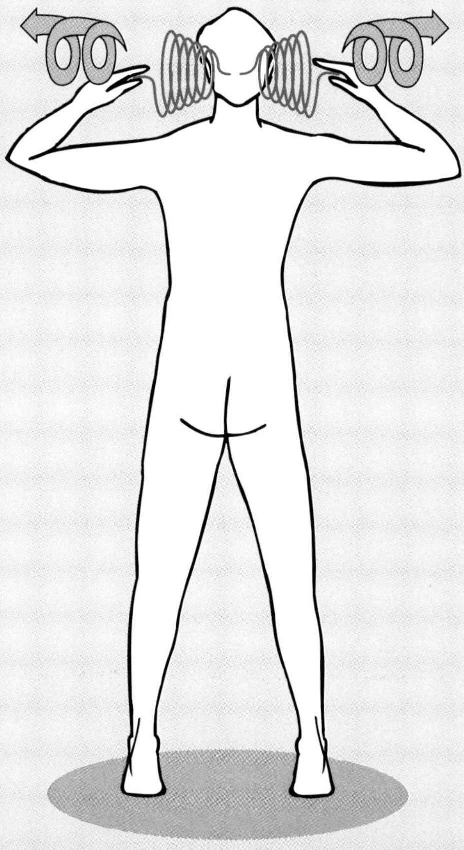

Drehen Sie eine Spirale vor den Ohren; so als könnten Sie einen unsichtbaren Energiefaden aufwickeln.

Sie schließen die Augen, lassen es dreimal tief durch die Nase ein- und den Mund ausatmen und den Atem nach unten in den Bauch, etwa drei Querfinger unter den Nabel sinken. Sie beruhigen den Atem mit dem inneren Satz: »Atem ruhig und gleichmäßig«.

Sie reiben die Hände vor dem Körper mit offenen, etwas gestreckten Handflächen aneinander (12 mal), so daß die beiden Handflächen einen guten Kontakt haben und sich ganz berühren. Der Atem fließt dabei natürlich durch die Nase, die Zunge liegt mit der Spitze am oberen Gaumen.

Mit dem Einatem drehen Sie mit jeder Hand gleichzeitig eine Spirale vor den Ohren, direkt über dem äußeren Gehörgang, als könnten Sie einen unsichtbaren Energiefaden aufrollen. Diese Spirale lassen Sie wachsen, solange der Einatem bequem reicht. Nach der Atempause ziehen Sie mit dem Ausatem den Energiefaden aus den Ohren nach außen heraus und schütteln ihn ab. Dies wiederholen Sie bitte so lange, bis Sie das Gefühl haben, daß die Ohren freier sind und sich offener anfühlen.

Dann schließen Sie für eine Weile die Augen, lassen Sie es dreimal bewußt durch die Nase ein- und den Mund ausatmen und beenden die Übung.

09. Übung: Fließen lassen

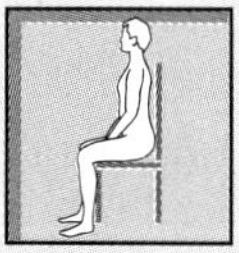

Übung sitzend

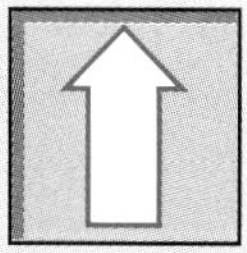

Einatmen: Nase

Ausatmen: Nase

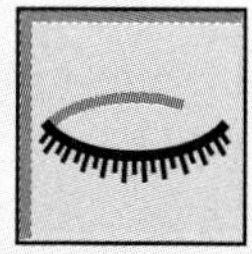

Augen geschlossen

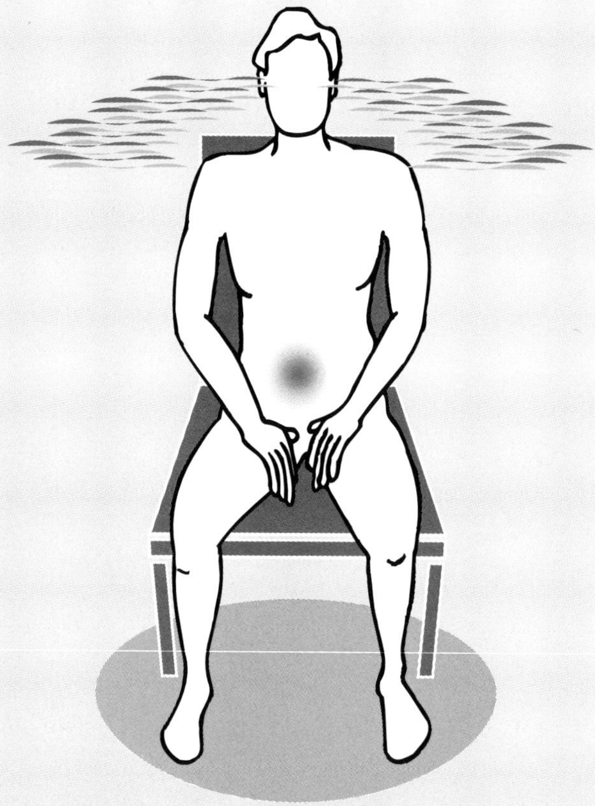

Wie in einem Fluß lasse ich das Ohrgeräusch abfließen.

Sie schließen die Augen, lassen es dreimal tief durch die Nase ein- und den Mund ausatmen und den Atem nach unten in den Bauch, etwa drei Querfinger unter den Nabel sinken. Sie beruhigen den Atem mit dem inneren Satz: *»Atem ruhig und gleichmäßig«.*

Sie gehen dann mit innerer Achtsamkeit zum Tinnituserleben. Wenn Sie dort bewußt angekommen sind, lassen Sie das Ohrgeräusch nach außen durch den Gehörgang fließen, als könnte das Ohrgeräusch einem Wassergefälle folgend, nach außen durch die Ohren, ab- und wegfließen. Wenn Sie die Öffnung des Ausgangs nach draußen spüren, lassen Sie soviel abfließen wie möglich. Wo Sie Enge spüren, lassen Sie den Fluß den Weg finden.

Sie können 12 Atemzüge zählen, wenn es sich gut für Sie anfühlt, atmen dann dreimal bewußt, mit etwas angespannten Lippen durch den Mund aus, öffnen die Augen. Strecken und weiter mit Übung 6: »Den Kopf dreimal ausstreichen«.

10. Übung: Mit geschlossenen Ohren in die Stille lauschen

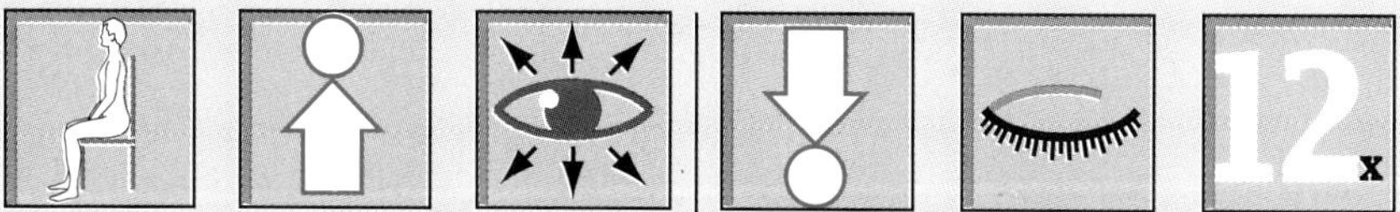

Übung sitzend	Einatmen: Nase (und Anhalten)	Augen auf das Ganze	Ausatmen: Mund (und Anhalten)	Augen geschlossen	Übungswiederholungen

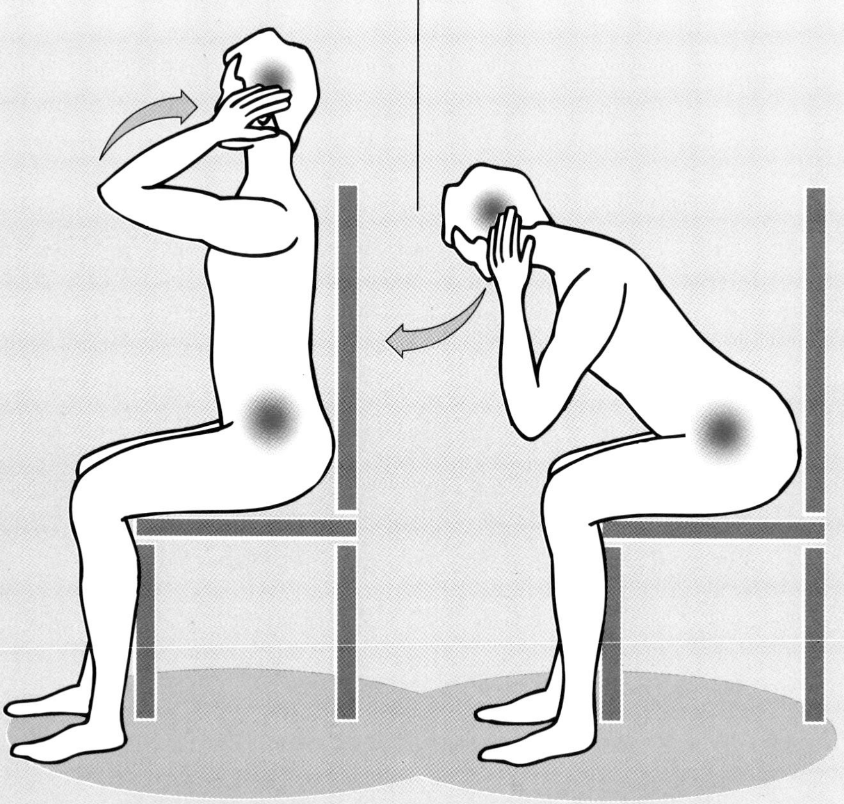

Nehmen Sie die Unterschiede bei der Stille in den Ein- und Ausatempausen wahr.

Sie sitzen, die Füße schulterbreit parallel mit gutem Kontakt zum Boden, aufrecht, die Schultern hängen zunehmend entspannt und schwer, die Arme locker.

Sie atmen durch die Nase ein und durch den Mund aus. Diese Übung führt in die Stille zwischen Ein- und Ausatem.

Sie heben die Arme und bringen die Hände mit den beiden Handflächen auf das gleichseitige Ohr, so daß der Gehörgang verschlossen ist. Die Ellbogen gehen schräg nach vorne, während sich die Fingerspitzen im Nacken leicht berühren. Sie lauschen, bis Sie die Kontaktgeräusche von Handflächen und Ohrmuschel deutlich wahrnehmen und dann in die Stille dahinter. Durch die Nase einatmen und die Atemruhepause ausdehnen.

Dann beugen Sie sich mit dem Ausatem durch den Mund langsam, ohne das Becken weit zu beugen, nach vorne bis der Rücken rund und der Bauch maximal ausgepreßt wird. Schließen Sie die Augen. Wieder lauschen Sie in die Stille zwischen Ausatem und Einatem und halten den Einatem solange zurück wie möglich und noch angenehm. Mit dem Einatmen durch die Nase richten Sie sich wieder langsam auf. Lauschen Sie ein paar Sekunden in die Stille. Beugen Sie sich dann mit dem Ausatem wieder langsam nach vorne und pressen Sie den Bauch aus. Lauschen Sie in die Stille. Nehmen Sie die Unterschiede bei der Stille in Aus- oder in Einatempause wahr. Vor dem nächsten Einatem öffnen Sie die Augen und wiederholen die Übung dann zwölfmal hintereinander.

Dreimal durch die Nase ein- und den Mund ausatmen, dabei noch bestehende Spannung und alte Energie loslassen.

11. Übung: Loslassen

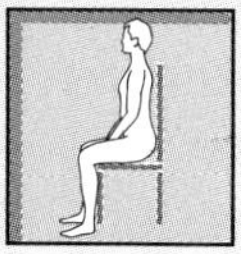

Übung sitzend

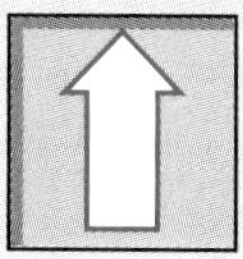

Einatmen: Nase

Ausatmen: Nase

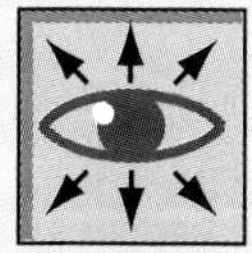

Augen auf das Ganze

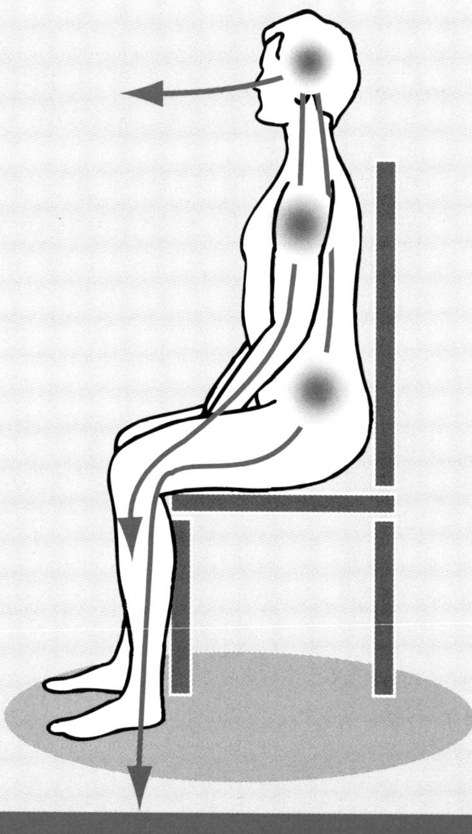

Ich atme ein, ich atme aus und lasse los.

Sie schauen auf das Ganze und lassen es dreimal tief durch die Nase ein- und den Mund ausatmen und den Atem nach unten in den Bauch, etwa drei Querfinger unter den Nabel sinken. Sie beruhigen den Atem mit dem inneren Satz: *»Atem ruhig und gleichmäßig«*.

Sie nehmen bewußt inneren Kontakt mit Ihrem Körper auf, visualisieren drei Zentren in Bauch, Herz und Kopf. Wenn das Spüren ganz im Lichte Ihrer Achtsamkeit ist, lassen Sie alle Gedanken oder Gefühle aus den drei Zentren aufsteigen. Bei jedem negativen Gedanken oder jedem negativen oder automatisch andrängenden Gefühl, das in die Achtsamkeit kommt, sprechen Sie innerlich gleich die Loslaß-Formel:

Ich atme ein, ich atme aus und lasse los.

Lassen Sie es dreimal durch die Nase ein- und den Mund ausatmen und beenden Sie die Übung.

12. Übung: Der elementare Klang

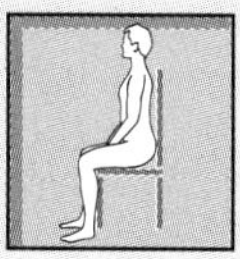

Übung sitzend

Einatmen: Nase

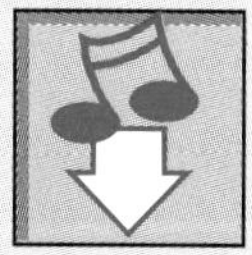

Ausatmen: Mund mit Ton (Vokal)

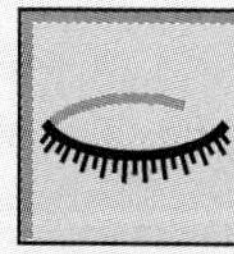

Augen geschlossen

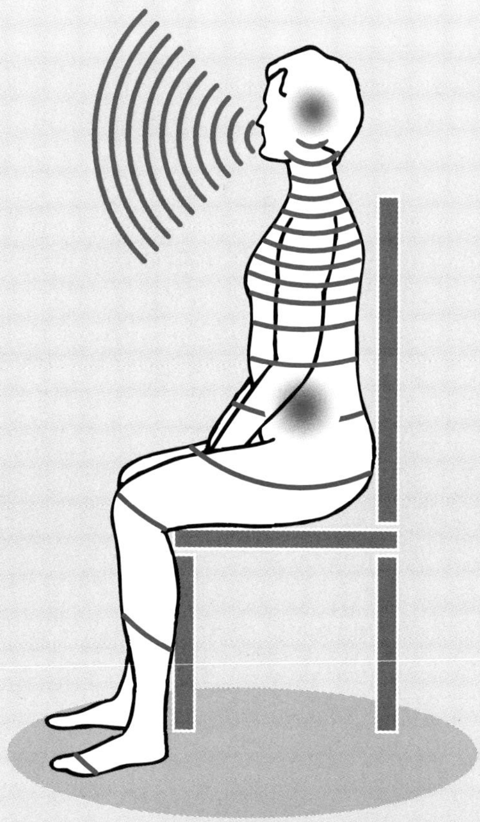

Ich stimme

Sie schließen die Augen, lassen es dreimal tief durch die Nase ein- und durch den Mund ausatmen. Dann lassen Sie den Atem nach unten in den Bauch, etwa drei Querfinger unter den Nabel sinken. Sie beruhigen den Atem mit dem inneren Satz: *»Atem ruhig und gleichmäßig«*.

Sie beginnen in der Reihenfolge »A, E, I, O, U« die fünf Vokale zu singen und spüren hinein, welcher Vokal im Augenblick am meisten stimmt. Sie können mehrfach einen Vokal wiederholen und mit der Tonhöhe experimentieren, bis Sie das Gefühl haben, daß der Ton angenehm ist, mit Ihnen übereinstimmt und Ihnen gut tut. Lassen Sie sich mit dem Ton verschmelzen. Wiederholen Sie das Singen jedes Vokals ein paarmal und lassen Sie Ihren Ton langsam tiefer werden und sinken, bis die tiefen Vokale »O« und »U« im Bauchraum, etwas unterhalb der Nabelhöhe, resonieren. Dann lassen Sie es einmal tief durch die Nase ein- und durch den Mund ausatmen und öffnen die Augen.

Abschluß mit Übung 6: »Den Kopf dreimal ausstreichen«.

13. Übung: Den Ton durch den Körper ziehen lassen

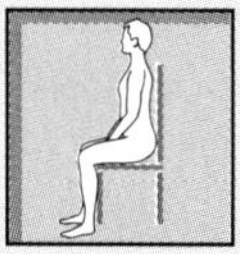

Übung sitzend

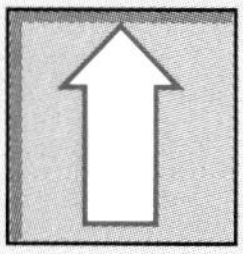

Einatmen: Nase

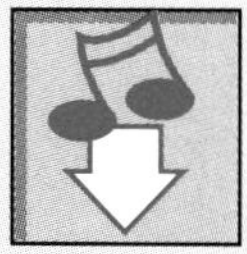

Ausatmen: Mund mit Ton (Vokal)

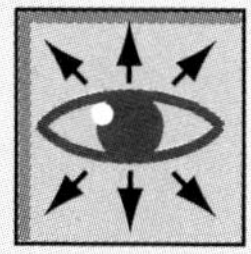

Augen auf das Ganze

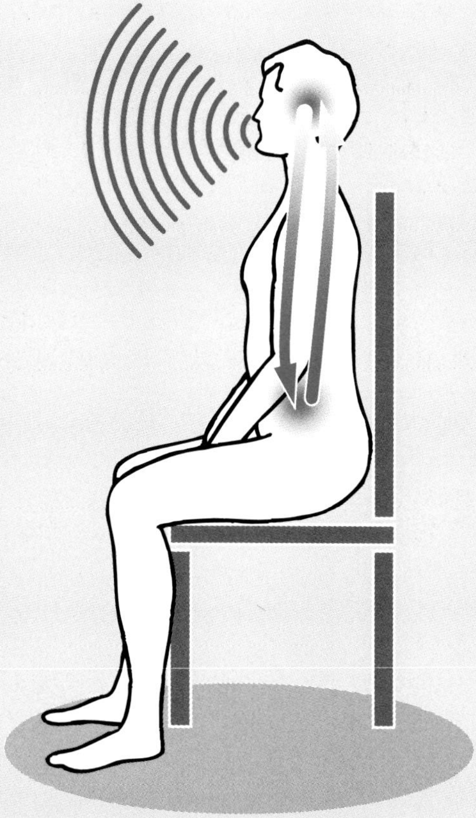

Lassen Sie den Ton langsam aufsteigen bis zum Kopf und absteigen bis zum Grund des Beckens.

Sie schließen die Augen jetzt, lassen es dreimal tief durch die Nase ein- und den Mund ausatmen und den Atem nach unten in den Bauch, etwa drei Querfinger unter den Nabel sinken. Sie beruhigen den Atem mit dem inneren Satz: *»Atem ruhig und gleichmäßig«*.

Beginnen Sie sich mit einem Ton Ihrer Stimme anzufreunden und sich einzustimmen. Lassen Sie jetzt *den tiefsten Ton* kommen, den Sie erreichen können. Einen Ton, vielleicht mit einem »O« oder »U«, der den Beckenboden zur Resonanz bringt. Wenn Sie ihn gefunden haben und sich damit wohl fühlen, lassen Sie den Ton langsam aufsteigen und dabei zunehmend etwas heller werden. Sie werden schnell herausfinden, welche Tonhöhe zu welcher Höhe des Körpers paßt. Lassen Sie den Ton vom Beckenboden zunächst durch den Unterbauch bis zum Nabel und von dort aus in die Brust, dann in die Kehle, zwischen die Augenbrauen und schließlich hoch bis zum höchsten Punkt des Schädeldaches steigen. Wenn es Ihnen möglich ist, führen Sie dies mit *einem* Ausatemzug durch. Halten Sie den Ton, solange es Ihnen möglich ist. Dann atmen Sie ein und lassen den Ton vom Schädeldach mit dem zweiten Ausatmen wieder absteigen, bis zum Grund des Beckens. Dann atmen Sie zweimal durch die Nase ein und durch den Mund aus. Beginnen Sie, nach einem erneuten Einatem, die Übung von vorne. Diesen Ablauf wiederholen Sie insgesamt mindestens dreimal, am besten öfter.

14. Übung: Den Tinnitus ausatmen

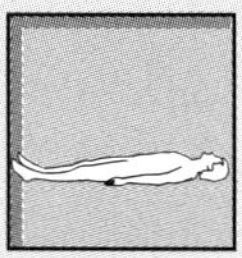

Übung liegend

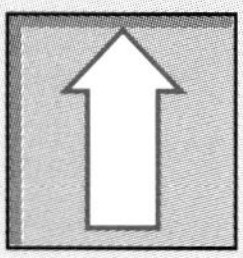

Einatmen: Nase

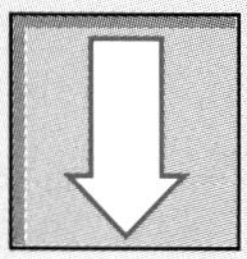

Ausatmen: Mund

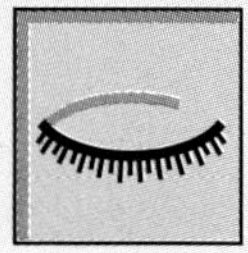

Augen geschlossen

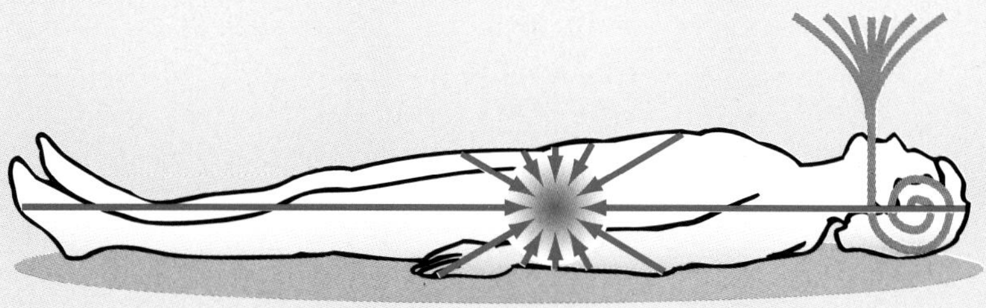

Ich erlaube all den Ängsten, die sich mit dem Tinnitus verbinden, mit dem Atem auszuströmen.

Sie liegen in bequemer Kleidung auf einer angenehmen Unterlage (wenn Sie in einer Gruppe sind, dann im Kreis oder in einem Mandala, Füße nach innen) und beginnen mit einer Entspannungsphase. Sie beginnen an den Haarspitzen und erlauben, daß dort, wo Entspannung ist, sich diese ausdehnt. Sie gehen mit jedem Atemzug durch den Körper bis zu den Füßen und lassen den ganzen Körper angenehm schwer werden, so daß Sie die Unterlage fest spüren können.

Dann stimmen Sie sich auf das Ohrgeräusch ein, wie es jetzt ist, und beginnen mit jedem Atemzug das Geräusch auszuatmen. Die Lippen sind dabei etwas geschlossen, so daß der Ausatemzug gegen einen kleinen Widerstand ruhig und konstant aus der Nase ausströmt, ohne lautes Geräusch.

Das bewußte Tinnitus-Ausatmen 12 mal wiederholen.

Ich erlaube all den Ängsten und Befürchtungen, die sich mit dem Tinnitus verbinden, mit dem Ausatem auszuströmen. Ich erlaube dem inneren Schmerz, der sich mit dem Tinnitus verbindet, mit dem Ausatem auszuströmen. Ich erlaube schmerzlichen Erinnerungen, die sich mit dem Hören verbinden, mit dem Ausatem auszuströmen. Die Ängste und Schmerzen, die bleiben, anerkenne ich wie schwierige Nachbarn: ich kümmere mich um das beste Zusammenleben, das möglich ist. Ich erlaube, daß sich meine Lebendigkeit mit dem Loslassen über den Ausatem verbindet und die Kraft zunimmt, je mehr ich an den Ausatem abgebe.

Dann strecken und Augen öffnen.

15. Übung: Weißes Licht einströmen lassen und hineinlächeln

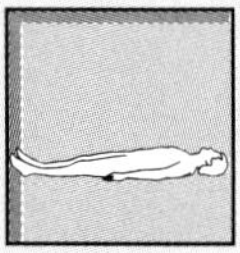

Übung liegend

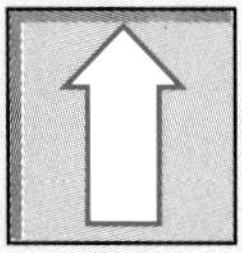

Einatmen: Nase

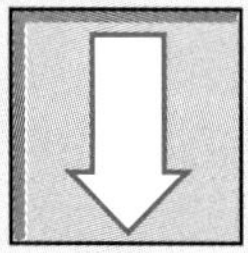

Ausatmen: Nase

Inneres Lächeln

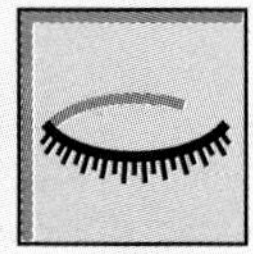

Augen geschlossen

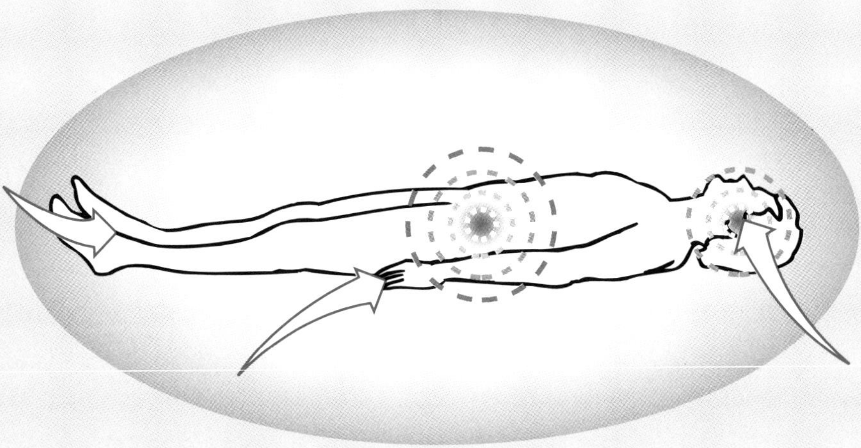

Liebevolles weißes Licht einströmen lassen und im Bauch und in den Gehörgängen verdichten.

Sie schließen die Augen, lassen es dreimal tief durch die Nase ein- und den Mund ausatmen und den Atem nach unten in den Bauch, etwa drei Querfinger unter den Nabel sinken.

Sie beruhigen den Atem mit dem inneren Satz: *»Atem ruhig und gleichmäßig«* und atmen durch die Nase weiter ein und aus.

Dann atmen Sie durch die Fußsohlen und durch die Handinnenflächen, die neben dem Körper liegen. Weißes Licht strömt in den Körper hinein bis ins Zentrum im Bauch und bis in die Gehörgänge. Lassen Sie das Licht in Ihren Gehörgängen sich verdichten und zunehmen und beginnen Sie, sich auf ein liebevolles inneres Lächeln einzulassen. Lassen Sie Licht einströmen, solange es sich gut anfühlt.

Dann öffnen Sie die Augen langsam, atmen tief und strecken sich.

16. Übung: Auf die innere Stimme hören

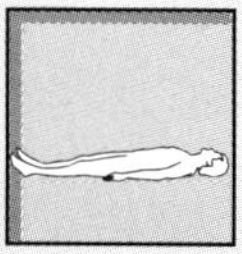

Übung liegend

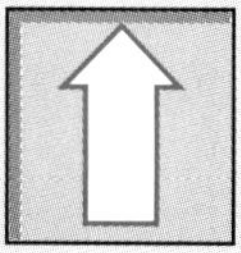

Einatmen: Nase

Ausatmen: Nase

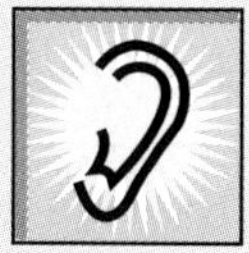

Inneres Ohr öffnen

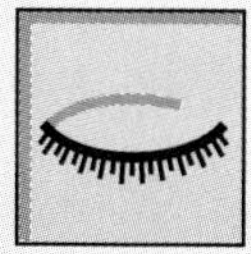

Augen geschlossen

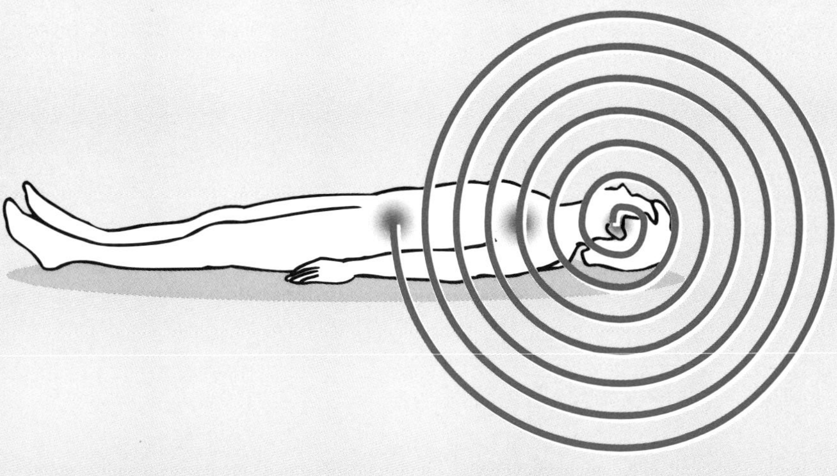

Nehmen Sie ganz in Ihr Bewusstsein, daß die innere Stimme eine Quelle heilender Kraft ist.

Sie schließen die Augen, lassen es dreimal tief durch die Nase ein- und den Mund ausatmen und den Atem nach unten in den Bauch, etwa drei Querfinger unter den Nabel sinken. Sie beruhigen den Atem mit dem inneren Satz: *»Atem ruhig und gleichmäßig«*.

Verbinden Sie sich mit dem Atem und Ihrem Bauchzentrum, bis beide zu verschmelzen scheinen. Nehmen Sie ganz in Ihr Bewußtsein, daß die innere Stimme eine Quelle heilsamer innerer Kraft darstellt. Lassen Sie, nach innen lauschend, die innere Stimme durch die Energiezentren aufsteigen. Bewerten Sie nicht die Wahrnehmungen, die Sie in dieser Phase haben. Nehmen Sie einfach wahr. Lassen Sie dem Aufkommenden seinen Lauf und lauschen Sie, ohne gespannt zu hören.

Diese Übung schließen Sie durch ein paar tiefe, entspannende Atemzüge ab. Strecken und danach Übung 6: »Den Kopf dreimal ausstreichen«.

17. Übung: Die grundlegende Stille

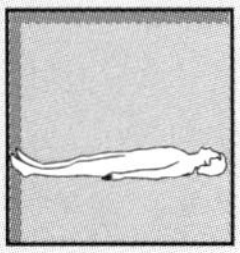

Übung liegend

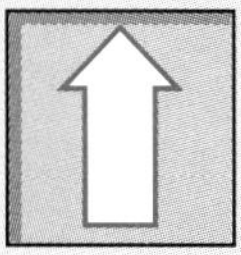

Einatmen: Nase

Ausatmen: Mund

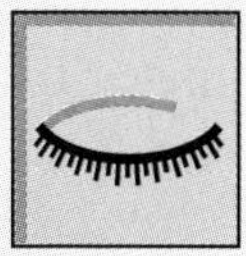

Augen geschlossen

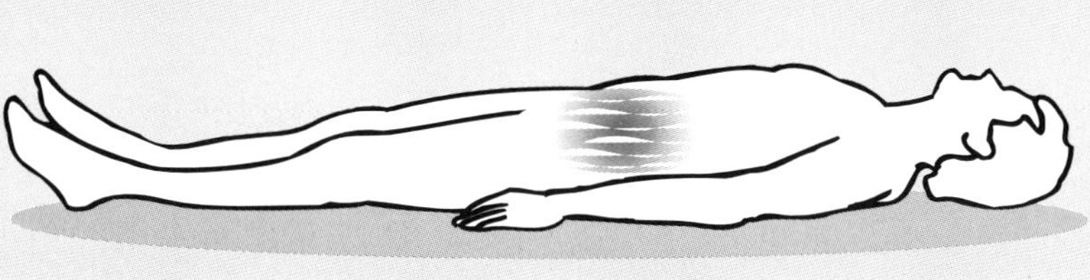

Grundlegende Stille. Im Bauch ein stiller Ozean.

Augen schließen, Einatem durch die Nase, Ausatem durch den Mund, Zunge liegt am Grund.

Sie öffnen sich der inneren Wahrnehmung und lauschen nach innen. Dabei lassen Sie die Wahrnehmung auf das Hören fokussieren. Sie nehmen zunächst alle äußeren Geräusche wahr und lassen sie in ihrer Unterschiedlichkeit zu.

Sie konzentrieren sich jetzt auf Ihre Hörwahrnehmung und nehmen die Unterschiede zwischen außen und innen in sich auf. Lassen Sie alle Geräusche in sich aufsteigen, alle Töne, die, von außen und von innen in die Wahrnehmung kommend, sich ausbreiten, wie ein Teppich aus Tönen und Geräuschen.

Gehen Sie – wenn der Geräuschteppich klar wahrgenommen wird – mit der Achtsamkeit nach unten in den Bauch, und tauchen Sie in einen dunklen Grund der Stille ein. Der Teppich der Geräusche und Töne bleibt weiter in der Wahrnehmung, oberhalb des Grundes der Stille. Lassen Sie als inneres Bild einen dunkelblauen Ozean im Bauch entstehen und mit der grundlegenden Stille verbinden. Die untere Wahrnehmung im Bauchzentrum wird von der Stille getragen. Bleiben Sie in dieser Achtsamkeitsmeditation über einige Minuten.

Grundlegende Stille im Bauchzentrum.

Dann atmen Sie zum Abschluß dieser Achtsamkeitsmeditation ganz bewußt ein und heben die Arme vor dem Oberkörper, die Handflächen nach oben gerichtet, Fingerspitzen zeigen aufeinander zu, bis kurz über den Kopf, wenden die Hände mit den Handinnenflächen zum Körper nach unten und schieben mit dem Ausatem durch die Nase, die Hände parallel nach unten bis zum Bauchzentrum.

Abschluß durch die Übung 6: »Den Kopf dreimal ausstreichen«.

18. Übung: Auf das Herz hören

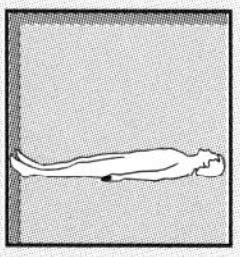

Übung liegend

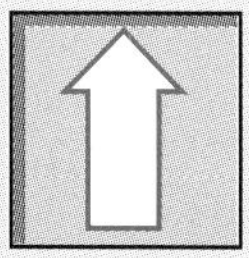

Einatmen: Nase (durch die Füße)

Ausatmen: Mund (vom Herz aus)

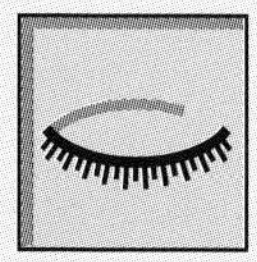

Augen geschlossen

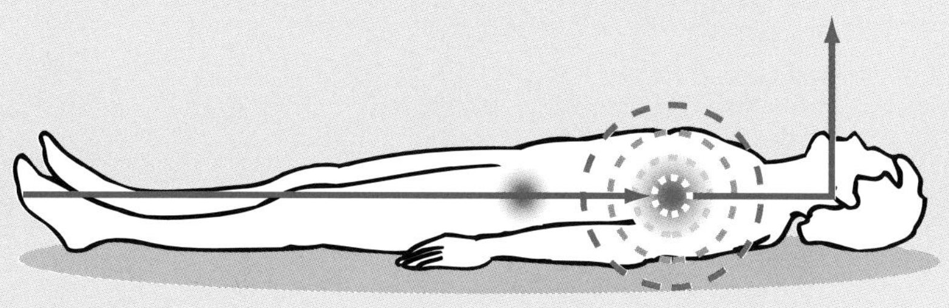

Lassen Sie das Herz mit jeder Atmung weiter und groß werden.

Augen schließen, Einatem durch die Nase, Ausatem durch den Mund, Zunge liegt am Grund.

Sie ziehen den Atem von unten mit dem Einatem von den Füßen durch den Bauch in die Brust ins Herz und atmen von dort langsam durch den Mund aus, den Atem in den Bauch sinken lassend. Stellen Sie sich auf die Kraft der inneren Wahrnehmung ein. Lassen Sie jetzt das Herz mit jedem Atemzug weiter werden, so als könnte *das Herz weich und groß* und warm werden. Lauschen Sie jetzt auf jeden Schlag des Herzens, auf sein Pulsieren und verbinden Sie sich mit diesem inneren Rhythmus. Lassen Sie das Pulsieren durch den ganzen Körper strömen.

Diese Übung schließen Sie durch ein paar tiefe, entspannende Atemzüge ab. Strecken Sie sich und fügen dann die Übung 6 »Den Kopf dreimal ausstreichen« an.

19. Übung: Im Zentrum des Zyklons

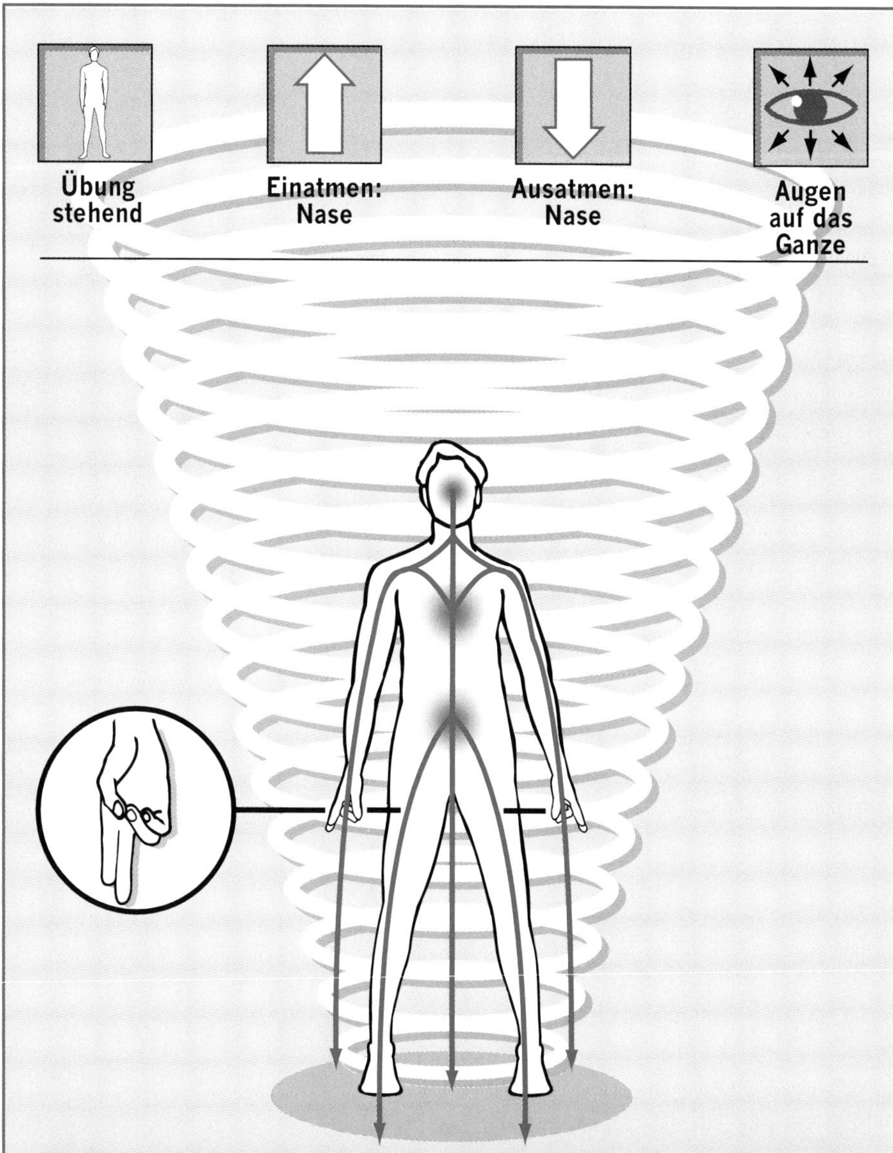

**Erleben Sie bewußt die äußere Lautstärke.
Im Zentrum des Zyklons - Stille.**

Diese Übung setzt voraus, daß Sie sich etwa 60 – 90 Minuten Zeit nehmen und bereit sind eine Wahrnehmungserfahrung zu machen, die Ihr Hören verändert.

Begeben Sie sich an einen lauten, lärmenden Ort, z. B. in ein Straßencafé oder an einen vielbefahrenen Platz.

Sie stimmen sich innerlich ein, lassen es dreimal durch die Nase ein- und durch den Mund ausatmen. Richten Ihre Aufmerksamkeit ganz auf das Gehör. Sie dringen mit dem Hören in die Gesamtheit der im Augenblick bestehenden Hörerfahrung. Sie verbinden Ringfinger und Daumen und richten Zeigefinger und Mittelfinger zum Boden. Visualisieren Sie Energieverbindungen über Füße, Finger und Kreuzbein zur Erde.

Tauchen Sie ganz in den Geräuschpegel ein, lassen Sie sich bewußt berühren und nehmen Sie Ihre Gefühle wahr. Erleben Sie bewußt die äußere Lautstärke, lassen Sie es dabei zunehmend ruhig atmen. Wiederholen Sie innerlich die Formel: *»Im Zentrum des Zyklons – Stille«.*

Dann, nach einer Weile, lassen Sie es dreimal durch die Nase ein-, durch den Mund ausatmen und atmen bewußt in die innere Gelassenheit.

20. Übung: Gelassenheit erzeugen

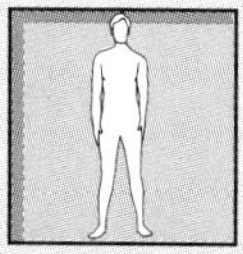

Übung stehend

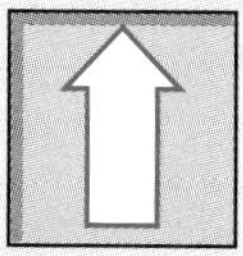

Einatmen: Nase (in den Bauch)

Ausatmen: Nase (aus dem Bauch)

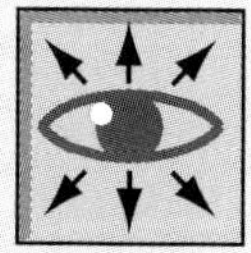

Augen auf das Ganze

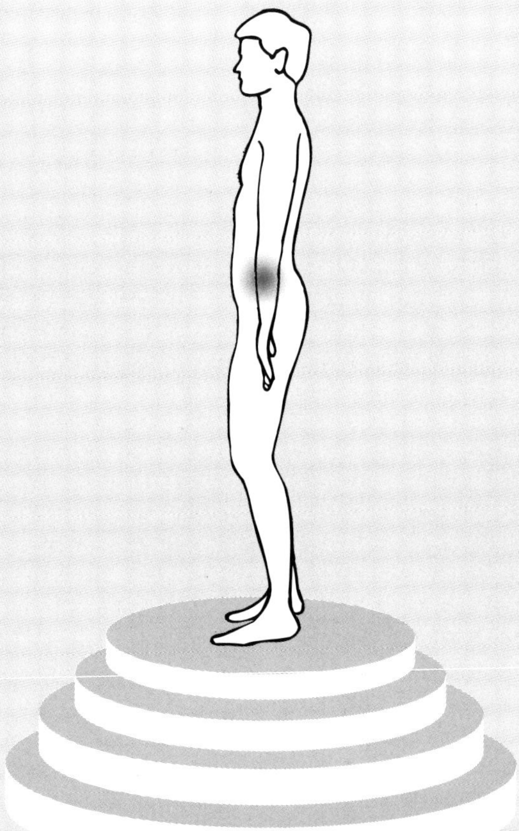

Ich bin ruhig und gelassen.

Diese Übung kann in jeder Lage praktiziert werden. Sie ist sowohl zur Durchführung in Alltagssituationen geeignet als auch in Situationen, in denen Sie ganz in Ruhe und entspannt üben können.

Der Einatem geht durch die Nase, der Ausatem durch den Mund, die Augen sind geöffnet oder geschlossen. Dreimal bewußt atmen.

Sie gehen mit der Achtsamkeit zum Tinnitusgeräusch, das Sie vielleicht gerade besonders plagt oder im Hintergrund ruht. Nehmen Sie es in allen Einzelheiten wahr. Lassen Sie es in verschieden wahrnehmbaren Frequenzen zugänglich werden. Registrieren Sie Ihre Gefühle dabei. Welche Gefühle auch immer jetzt in die Aufmerksamkeit treten, atmen Sie diese bewußt aus. Stellen Sie sich jetzt vor, das Ohrgeräusch stelle einen Teppich von Klängen, Rauschen oder Brummen dar, den Sie betreten könnten. Gehen Sie in der Vorstellung jetzt bewußt auf diesen Teppich aus Geräuschen, so als läge dieser Teppich auf einer Anhöhe, von der aus Sie weit sehen könnten.

Schauen Sie jetzt von dieser erhöhten Position aus. Sie werden jetzt ganz zum Beobachter, der einfach wahrnimmt, was in die Sinne kommt, was um ihn herum geschieht oder was in ihm vorgeht. Dabei sagen Sie sich: *»Ich bin ruhig und gelassen«*. Atmen Sie dabei in den Bauch, so als könnten Sie den Atem von der Anhöhe nach unten in den Bauch fließen lassen.

Dabei bleiben Sie einfach Beobachter, einer der von einer höheren Warte aus wahrnimmt und sein läßt. Beobachten Sie auch Ihre Stimmung und nehmen Sie diese an, wie sie ist. Atmen Sie dabei entspannt nach unten, durch die Nase ein und durch den Mund aus.

Sie beenden die Übung mit Übung 6: »Den Kopf dreimal ausstreichen«.

21. Übung: Dem Fluß des Lebens lauschen

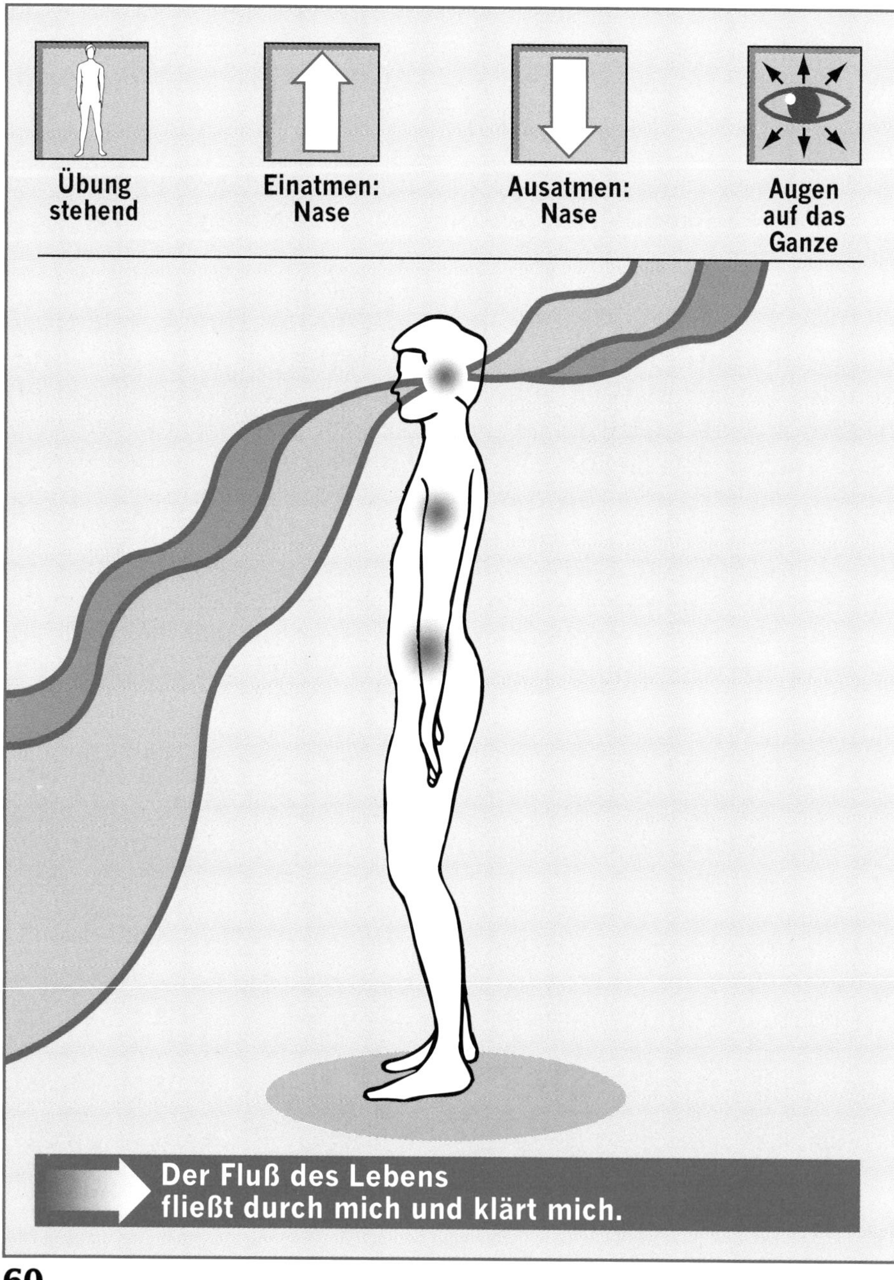

Diese Übung setzt voraus, daß Sie sich etwa 60 – 90 Minuten Zeit nehmen und bereit sind, eine Wahrnehmungserfahrung zu machen, die Ihr Hören verändert.

Suchen Sie draußen in der Natur einen geeigneten Platz mit fließendem Wasser auf. Sie können auch einen Brunnen wählen, der eine Fontäne oder plätscherndes Wasser hat. Setzen Sie sich an das Wasser oder nehmen Sie eine bequeme Standposition ein. Sie stimmen sich innerlich ein, lassen es dreimal durch die Nase ein-, durch den Mund ausatmen. Richten Sie Ihre Aufmerksamkeit ganz auf das Gehör. Sie dringen mit dem Hören in die Gesamtheit der im Augenblick bestehenden Hörerfahrung. Vielleicht nehmen Sie Ihren Tinnitus wahr, vielleicht ist er übertönt. Tauchen Sie ganz in den Geräuschpegel ein, lassen Sie sich bewußt berühren und nehmen Sie Ihre Gefühle wahr. Erleben Sie bewußt die Geräusche des Wassers und geben Sie sich dieser Hörerfahrung hin. Erlauben Sie jetzt dem Wasser, Ihre Ohren und Gehörgänge zu reinigen, zu durchspülen und negative Geräusche und Töne einfach mitzunehmen. Sprechen Sie innerlich die Formel:

»Der Fluß des Lebens fließt durch mich und klärt mich«.

Dann, nach einer Weile, lassen Sie es dreimal durch die Nase ein-, durch den Mund ausatmen und atmen bewußt in das Bauchzentrum unter dem Nabel.

Abschließend Übung 6: »Den Kopf dreimal ausstreichen«.